シリーズ こころとからだの処方箋

抑うつの現代的諸相

―心理的・社会的側面から科学する―

監修●上里一郎

編●北村俊則
(熊本大学大学院医学薬学研究部臨床行動科学分野)

ゆまに書房

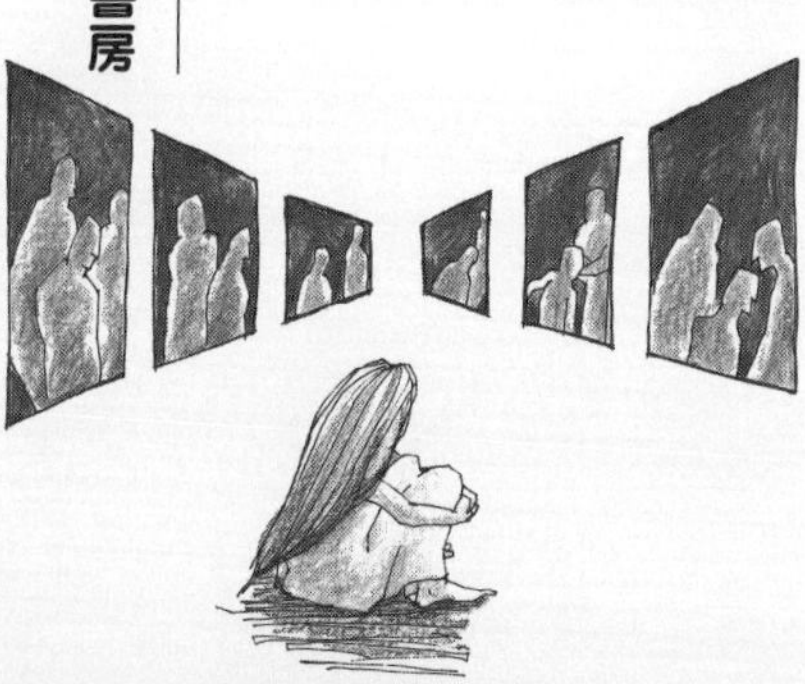

監修にあたって

二十一世紀は心の時代だと言われる。いわゆる先進国では、物質的には充足されているが、生きる意味や目標を見つけることができずにいる人々が少なくない。

グローバル化や科学技術の著しい進歩により社会は激しく変動しており、将来を予測することが困難になっている。例えば、労働環境一つを取ってみても、企業は好収益を上げていても、働く者個々で見るとその労働環境は著しく厳しいものになっている。それは、過重な労働条件・リストラの進行・パート社員の増加などに見ることができる。極端な表現をすれば、〝個人の受難の時代〟の到来といえるかもしれない。労働・地域・社会・家族など、私たちの生活の中に、このようなめまぐるしい変化は影を落としている。自殺者・心身症・うつ・犯罪の若年化や粗暴化などといった社会病現象の増加はその影の具現化でもある。

このシリーズ「こころとからだの処方箋」はこれらの問題に向き合い、これを改善するため、メンタルヘルスの諸問題を多角的に取り上げ、その解決と具体的なメンタルヘルス増進を図ることを主眼として企画された。

テーマの選定にあたっては、人間のライフサイクルを念頭に、年代別（青少年期、壮年期、老年期など）に生じやすい諸問題や、ドメスティック・バイオレンスや事故被害、犯罪被害といった今日的なテーマ、不眠や抑うつなど新たな展開を見せる問題などを取り上げ、第一線の気鋭の研究者、臨床家に編集をお願いした。一冊一冊は独立したテーマであるが、それぞれの問題は相互に深く関連しており、より多くの巻を手に取ることが、読者のより深い理解へと繋がると確信している。

なお、理解を助けるため、症例の紹介、引用・参考文献などを充実させ、また、専門用語にはわかりやすいよう注記を施すなどの工夫をした。本書は、医学・心理学・看護・保健・学校教育・福祉・企業などの関係者はもとより、学生や一般の人々に至るまでを読者対象としており、これら各層の方々に積極的に活用されることを願っている。

上里一郎（あがり・いちろう　広島国際大学学長）

はじめに

抑うつ状態は日常的に多くの人が経験する心理状態です。最近増えている精神科クリニックや心理療法オフィスを受診するクライエントの過半数の訴えは、抑うつ気分やその他の抑うつ関連症状です。そのため「抑うつ」「うつ」「うつ病」をキーワードとした書籍は、一般の書店や専門図書館の書棚に多く見られます。しかし、一般読者向きのそうした書籍の多くは、著者の個人的見解だけで抑うつの発生メカニズムを述べていたり、あたかもその書籍を読めば、すべての抑うつから解放されるような記述がされたりしています。一方、専門書を見ると、うつ病の原因を生物学的原因（例えばセロトニン受容体の変化）のみに求め、治療法の第一は薬物であるかのような記述がされたりしています。こうしたなかで、実は抑うつについてさらに見識を広げたいと考えている一般読者の期待に応えられる書籍は意外と少ないように思います。

本書編集の趣旨は次のようなところに力点があります。本書はまず、「抑うつ」と一言で言うものの、その定義が歴史的にどのように変わってきたのかを眺め、「抑うつ」がひとまとまりの純粋な心理状態ではなく、いくつかの異なる状態の集合体であることを述べます。次に、抑うつ状態になる原因を個人の心理内界に求め、新しい心理学研究の成果を紹介します。最後に、抑うつと対人関係や社会的影響について、これも最新の知見をやさしく解説します。コラムでは、抑うつと関連するさまざまな事柄について話題を提供します。

本書が読者の知的好奇心を刺激し、ヒトのこころの複雑さについて洞察を深める一助になれるのであれば幸いです。

北村俊則

【目　次】

第1章　抑うつをめぐる概念と歴史

第1節 「うつ病」の概念、分類について——歴史的流れのレビューと考察——

最近、「うつ」を主訴に外来受診をするケースが増加しているが、その背景には「うつ病」という言葉の一般用語としての浸透、疾患の持つイメージの変化、新しい抗うつ剤の開発による治療可能性への期待〔林、2001〕、価値基準の多様化、押し付けられる自己責任にともなう人々の不安の増大〔高岡、2003〕や心理化・医療化の流れなどがあげられるであろう。精神医学の学問領域では、社会の動向によって変化していく患者に応じて「うつ病」に関する分類、およびそのための研究が試みられ、疾患名の包含する内容の拡大化の傾向にあるようだ。本稿では、各時代背景との連動中で展開してきた「うつ病」の概念、分類に関しての歴史についてこれまでの文献をレビューし、最後に現代の精神科医療についての問題提起をしたい。

1　古代ギリシャにおけるメランコリー

近代以前はうつ（depression）という言葉は存在しなかった。類似の現象を指し示すメランコリー（melancholia）という言葉が使われており、それは古代ギリシャ時代にさかのぼる。とは言っても、当時のメランコリーの内容は現在のそれとは異なり、単に不活発な状態をメランコリー、過活発な状態をマニー（mania）としていたという記載もあれば［Heally, 1997］、古代ギリシャ時代においてメランコリーは病気以外の特殊な才能とも結び付けられていたという記載もある［高岡、2003］。メランコリーが現在の概念に近づくのは一九世紀の初頭であったと言われる［高岡、2003］。

紀元前四三〇年に当時医学の中心地であったコス（Cos）島で生まれたヒポクラテス（Hippocrates）は当時のギリシャ啓蒙時代の影響を受けながら、それまでの精神疾患を神秘的なものとしてみなし魔術的に治療していた時代に別れを告げ、より根拠に基づく理論を構築しようとした。それが独自の体液説と神経説とを織り交ぜた説明モデルであった。このモデルによれば、脳は精神活動をつかさどる感情や情緒の中枢であり、体液の不均衡によって生じる変化は脳に影響を及ぼし精神疾患を引き起こすとされた。ヒポクラテスが出現する一世紀前に、多くの生理学の論文の中で既に胆囊の中の黒胆汁がメランコリーの原因であり、黄胆汁の過剰がマニーの原因であることが述べられていた。ヒポクラテスの体液説では人生の時期は四つの体液に特徴付けられ、子どもの時期は血（blood）、成熟期は黄胆汁（yellow bile）、初老期は黒胆汁（black bile）、老年期は粘液（pituita）に相応していた。さらには季節ごとに増加する体液が異なり、春には血、夏には黄胆汁、秋には黒胆汁そして冬には粘液が増加するとされた。メランコリーのときに増加する黒胆汁は冷たくて乾燥していてそれがメランコリーを特徴付ける。情動は身体の構成要素（体液）と関連し、身体的構成要素は自然の秩序と密接に結びついていて、全体の秩序の中の一つの要素であった。これは現在の欧米の思考や情動とは切り離された身体を個別の実体として見るやり方とは根本的に異なる。この時代においてはメランコリーを改善させるとされていたものは、瀉血、下剤、催吐剤などの、崩れた体液のバランスを回復させると考えられていたものであった。この原則に基づいてヒポクラテスは「体を浄化する」すべての物質は有用と見なした［Healy, 1997］。一つの疾患に対して特異的な治療を施すというやり方は存在せず、あくまでも体液のバランスを取り戻すために自然の体の治癒状態を導き出すという治療が施されていたことが、現代のうつ病に対する治療的アプローチとは完全に異なっていた点である［Healy, 1997］。

治療や理論に関しては、上述したように、現代のやり方とは異なっていたのであるが、発症にいたるプロセスと症状の観点から、ヒポクラテスはすでにメランコリーの二つのタイプについて記述している。ヒポクラテスは、反応性のメランコリーと内因性のメランコリーの差について記載していて［Roccatagliata, 1986］、これは後に述べる近代以降のうつ病の分類に関するテーマの一つとなるものである。ヒポクラテスによれば、反応性のメランコリーは、苦痛な出来事によって不眠、不安、食欲不振、口渇、夜が近づくことへの恐れ、自分自身のことについて多く語ろうとする傾向を引き起こされたものであると記述し、内因性のメランコリーは先行する苦痛な出来事がない状態で魂の力の抑うつ的な制止、寡黙と孤独が自発的に生じたものであると記述している。

2 近代以降のうつ病に関する説明モデル

近代に至るまではある一つの原因がある疾患を引き起こすという考え方は少数派であったが、近代からは「原因」と「過程」と「病像形成」のうちの一つ、もしくはこの全体の流れについてのモデルで説明しようとする動きがさかんとなっていった。「うつ病」に関しては、生物学的原因を想定したクレペリン（Kraepelin）と、その病像形成にいたる過程を心理的に説明したジークムント・フロイト（Sigmund Freud）らによる精神分析の領域があり、さらに、その後に生じてきた、疾患を脳のみに還元するのではなく人間と状況との関わり全体の中で考えていこうとする立場をとる人間学があった。ここからはこの三つの立場について述べていきたい。

(1) クレペリンの二大精神病

depression という用語が使用されるようになったのは、一八世紀と考えられるが、メランコリーよりもより感情の部分を扱う用語であると言われる［広瀬、1998］。depression は以前は単なる状態像をあらわす言葉であったが、これを疾患名として初めて用いたのはクレペリンであった。

クレペリンの学問は一八八三年から一九一三年の間までの改訂の連続であった［広瀬、1998］。クレペリンは疾患単位論を築き、彼の教科書の第六版［Kraepelin, 1899］の中で、躁うつ病（Manisch-depressive Irresein）と統合失調症（早発性痴呆 Dementia praecox）は二大精神病とされ、経過、過程、予後の部分から明確に区別された。つまり荒廃状態にいたらないものを躁うつ病、荒廃状態にいたるものを統合失調症とした。クレペリンの躁うつ病には、躁状態とうつ状態が交互に出現する病型のみならず、抑うつのみで躁状態がない型をも含めて躁うつ病と呼んだ。この二大精神病の生物学的な基盤は現在に至っても解明されてはいないが、クレペリンの疾患分類にはそれぞれに何らかの生物的基盤が想定されていた。

クレペリンの分類に影響を及ぼしたのは、気分変調症（dysthimia）と妄想症を部分的狂気と位置づけたドイツのカールバウム（Kaulbaum）であった。カールバウムの dysthimia は現在の dysthimia の指す内容とは大いに異なり、すべての感情障害を含んだ［広瀬、1998］。さらにカールバウムに影響を及ぼしたのは、梅毒の第三期に起因する狂気により全身麻痺をきたした患者の死後の脳に特有の病変を確認したバイル（Bayle）と重複型精神病についての発表を行ったファルレ（Falret）であった［Ban, 1987］。これらの学者たちの疾患分類の時代背景には、英仏における人口調査の確立があった。フランスでの地域による死亡率のばらつきを改善しようという目的で、病院は単に病人が収容され死を待つ場から、治療の場へと変化していった。精神病院も次々と設立され、それとともに精神病院が精神病者によって過密化した。そしてそれ以前は「狂気」を一まとめに扱っていたのであるが、数多くの患者を観察する中でその多様性が注目され、何らかの方法でそれらを分類する必要性が強くなったのである［Heally, 1997］。それでもなおこの時代は現代とは異なり、薬物もなく治療可能性という点からは期待も少なかった。高岡［2003］は、クレペリンの躁うつ病は一九世紀末の独占資本主義の中で近代工業化社会から排除され精神病院に収容される人を対象にしていて、現在の幅広いうつ病概念とは異なり重症例に限られていたと述べている。

後に言及するが、このクレペリンの二大精神病の概念は、薬物の開発とともに再びその正当性が支持されるものとなり、力動的視点を排除したＤＳＭ－Ⅱ以降の隆盛をもたらした。

一九〇〇年のアメリカ精神医学界の重鎮と言われたマイヤー（Meyer）は当初はクレペリンを支持したが、次に述べる精神分析の影響を次第に受けて多様な感情反応を提唱し、これがＤＳＭ－Ⅰに反映されている［広瀬、1998／Heally, 1997］。

(2) 精神分析的理論の中でのメランコリー

生物学的基盤を想定したクレペリンとは対照的に、精神分析ではその病像形成にいたる過程についての説明モデルを展開する。精神分析の理論の中でフロイトやアブラハム（Abraham）の使用したメランコリーという用語は、大うつ病の中でも精神病性のものを指し示していると考えられる。

「悲哀とメランコリー」［Freud, 1917］の中で、フロイトは正常な悲哀との比較をしながら、メランコリーについて述べている。フロイトは、自分の述べるメランコリー患者から発見したことがすべてのメランコリーに当てはまるわけではなく、さらにメランコリーを一つの疾患単位と見なすか否かについての疑問を前置きしながら、上記の二つの違いについて以下のように述べている。つまりメランコリーは自我感情の著しい低下によって特徴づけられるのに対して悲哀は外界の世界が貧しく空しくなることで特徴づけられ、メランコリーの患者においては何を喪失したかを認識していないが悲哀の場合は認識している［Freud, 1917］といった説明である。

アブラハムは、強迫とメランコリーを比較し、強迫が前性器的段階の中でもサディズム的肛門期にその痕跡が見られるのに対し、メランコリーはさらにそれよりも早期の相、つまり体内化、愛の対象の摂取に関連した食人段階もしくは口愛期に退行した状態であるとした。アブラハムは、このメランコリーの口唇的なサディズム傾向に関連して、太古的な喪の作業が殺したものを食べつくすことで表現されていたことに言及しており大変興味深い。メランコリーの拒食は、食人的な衝動に対する一つの自罰であると述べている。そして強迫神経症の場合には愛の対象は究極的には確保されるが、メランコリーの場合対象喪失は基本的な過程である。またメランコリー患者においては喪われた対象を摂取することによってその衝撃が緩和される。つまりメランコリー患者では対象喪失に続いて、すべてのリビドーがその対象との結びつきからはなれることができず、対象を固執することになるのである［Abraham, 1924］。

フロイト［1917］はメランコリー患者に見られる自己告発は、本来は摂取された愛の対象への告発であるという見解を出した。つまりメランコリーでは、自分についての軽蔑の言葉は、つまりはさかのぼれば取り入れた対象に向かうものであるから、むしろ自己卑下を恥じて隠すよりも、ぶちまけてほっとするような特徴が見出せるとしている。そして本来は他者告訴である微小妄想が拒食や不眠として表現されると述べている［Freud, 1917］。メランコリーの患者が回復する際には、このようなサディスティックな復讐欲が満たされ、愛の対象に対する絶滅の危機が過ぎ去り、自己呵責が和らぎ、愛の対象は再び外界へ戻すことが許されるのであるとしている。

3　人間学的立場

第二次世界大戦と人間学との関係は強い。強制収容所体験による慢性反応性うつ状態、「根こそぎうつ病（Entwürzelungsdepression）」（Bürger-Prinz）「荷おろしうつ病（Entlastungsdepression）」（Schulte）は、「反応性」であっても、その体験が消失しても回復はしないという現象が確認され、さらに生物学的基盤が想定されたクレペリンのうつ病の症状となんら変わりがないことも認められ、従来の生物学的原因やもしくはあるライフイベント（life event）にのみ焦点を絞った説明には限界があり、神経症性、反応性、内因性という分類は恣意的であると考えられるようになった。そして精神疾患と人格、生活史、発症状況との関連を追及し、その一連の流れを説明しようという潮流が生まれた。

テレンバッハは一九六一年に『メランコリー』を出版し、状況構成を重視した説明を展開した。その中である種の人々は仕事や人間関係に関連して、メランコリー型という独自の関わり方をしており、秩序性（Ordung）という態度で周囲の世界を構成していると述べられている。この慣れ親しんだ関係の安定性が前うつ状況によって崩され、ある種の人々はその状況に柔軟に対応できずに発病につながっていくというものである。「ある種の人々」という表現はもともとのその人が持っている素因や脳に還元される部分を暗に示しつつあるが、この理論はうつ病に至る状況を重視したところにその特徴がある。

このテレンバッハの病前性格理論は、それ以前に既に発表されていた下田光造の執着性格論［1941］が再評価されるきっかけとなった。さらに日本では当時外来うつ病の急増にともなってその治療経験をまとめたものとして、一九六六年に平沢が「軽症うつ病の臨床と予後」を発表した。この平沢の軽症うつ病はテレンバッハの影響を受けており、病前性格と発症状況との関係を綿密に考察している。この中で平沢は下田の執着気質に触れ、うつ病の性格特性としては下田が強調した執着性、熱中性よりも、几帳面性、仕事熱心性のほうが顕著であるとした［笠原、2005］。

4　人間論と精神分析の衰退

こうした人間論的アプローチは、ヨーロッパで一九六〇年代の反精神医学の流れの中で、終息を迎えた［高岡、2003］。精神分析も同様で、一九六〇年代にはその興隆は終わった。

人間論的アプローチも精神分析的アプローチも、反精神医学の立場からすれば、理性の側からの非理性の心理学化に過ぎず精神疾患は神話にすぎないというものであった。

精神医療行政においては、病者への理解、努力とは無縁に、マスとしての病者たちの処遇をもっとも経済効率を上げる形で処遇することに力を注いだ。精神分析は捨てられ、生物学的研究と統計学を重視するに至り、ＤＳＭ分類においても、ＤＳＭ-Ⅱ以降はＤＳＭ-Ⅰで使用されていた「反応」という言葉がなくなった。さらにはＤＳＭ-Ⅳではヒステリー、人格障害とされていた状態も、うつ病のカテゴリーの中に「非定型うつ病」として、組み入れられるようになっていった。薬物による治療の対象とされるうつ病の幅が拡大し、経済効率の悪い精神分析は捨てられ、患者は症状の意味を人生、生活の中での脈絡から切り離され、「脳内物質」の問題に還元されるようになった。この動きはアメリカで顕著であったが、これはドイツにも影響を及ぼした。患者はクレペリンの時代には排除されていたが、現在では患者は薬物による治療を受け、ある猶予期間を経て社会に戻り労働力として貢献し経済効率をあげることを期待、要求されるようになった。

5　ロンドン・グループとニューキャッスル・グループの大論争

さて前に示した理論と重なるようにして一九二〇年代から約五〇年にわたってイギリスでの大論争（The great debate）の時代が続いた［広瀬、1998］。神経症性うつ病、内因性うつ病そして反応性うつ病の分類に関して、二つの学派によって展開された大論争であった。一つはニューキャッスル（Newcastle）学派で、マーチン・ロス（Martin Roth）らに代表されるグループであった。このグループは神経症性うつ病と内因性うつ病は別の疾患であるという二元論を支持した〔Gurney et al., 1970／Gurney et al., 1972／Keer et al., 1972／Roth et al., 1972〕。

他方、エドワード・マポサー〔Mapother, 1926〕らに代表されるロンドン（London）学派は内因性うつ病と反応性うつ病、精神病性うつ病と神経症性うつ病は明確に区別できないという一元論を支持した。この考え方はイギリス精神医学会の大御所であるオーブリー・ルイス（Aubrey Lewis）によって支持された。ケンデル〔Kendell, 1976〕も精神病性うつ病と神経症性うつ病の間に明確な境界線を引くことに失敗したとし、精神病性／神経症性の連続体のモデルを提唱した〔Kendell, 1969／1970〕。これらの研究者らは被験者の横断面の症状やもしくは薬物（三環系抗うつ薬）による改善度の差の有無を評価し、それをさらに統計手法を用いて自身の理論の妥当性を立証しようとしたものが多い。

このイギリスでの大論争は、疾患単位概念や遺伝的体質を重要視したクレペリンと、精神分析的な影響を受けた「反応」を重視する精神分析の影響を受けたマイヤーの論争にさかのぼることができると解釈することも可能である。すなわち、うつ病の一元論を支持したグループは精神分析の影響を受けていて、生物学的基盤の有無は重視せずにすべてのうつ病を心理的な反応としてとらえようとしたのに対し、二元論を支持するグループは精神病性うつ病の基盤には、クレペリンの想定したような生物学的な原因の存在を考えていたとも言えるのである。

6　笠原・木村の分類

笠原らは、イギリスでの大論争に対し、あまりにも表在的指標に頼りすぎていると批判し、「病前性格―発病前状況―病像―治療への反応―経過」の五項目をセットとした分類を試みた［笠原・木村、1975］。この分類が試みられた背景としては、軽症うつ病の増加にともない反応性、内因性という分類が臨床的に望ましくないこと、従来の分類が臨床的な実用性に欠けることなどがあげられている。

この分類の特徴はⅠからⅥまでの類型それぞれの中に軽度から重度の階梯を置いたことである。これはジャネ（Janet, P.）やエー（Ey, H.）の心理張力、心理階梯論を取り入れている［笠原、2002／2005］。エーは、人間の心を意識野と人格に分け、意識野の解体を上から「うつ状態」「躁状態」「妄想状態」「錯乱状態」というように水準が下がっていくとした。これに従って、笠原の分類では「躁」を「うつ」の一段深い心的水準の状態と見る見方があり、「躁」は「うつ」の亜型として扱われているのが一つの特徴である。

この分類当初は、秩序愛好性、対他的配慮をメランコリー好発型性格とし［笠原、1976］、戦後の経済繁栄の中で、模範社員、几帳面な性格の持ち主が、その慣れ親しんできた秩序を崩されることで発病するうつ病のタイプ（Ⅰ型）が最も強調されていた。だが近年では、軽症双曲型（Ⅱ―1、Ⅱ―2）および自己愛性格、境界型性格、スキゾイド型性格など多様なパーソナリティ（personality）が描写され、これらの患者への認識が高まってきた。

笠原はこれらの患者群はⅢ型、Ⅳ型に属するものであり、さらなる検討が必要であるとしている〔笠原、2005〕。

新しいうつ病の性格特徴や臨床症状を包括したモデルとして、樽味・神庭〔2005〕は「ディスティミア親和型」という概念を提示している。これは従来の日本における典型的うつ病モデルとしての執着気質やメランコリー性格をベースにしたうつ病とは異なるもので、うつ病の幅が広がった最近の臨床現場で増加しつつある比較的若年層から構成される病型である。この群は従来の典型的うつ病とは異なり、規範に閉じ込められることを嫌い、「仕事熱心」という時期が見られないまま情動的にやる気のなさを訴えてうつ病を呈し、罪悪感があまり出ない特徴がある。社会の役割への同一化よりも自己自身への愛着が優先していて、敏感で傷つきやすく葛藤に耐え切れず、他罰的言動もしくは大量服薬などの行為として表出される。この病型の増加と社会的背景に関して、樽味・神庭〔2005〕は以下のように説明している。つまりこの病像を呈する若者の世代は、「個の尊重」のもとに競争原理から被覆された環境の下で成長してきた世代である。しかし上記の臨床症状を呈する群は、社会に出て初めて競争原理に直面し、そこでそれまで信じていた「個の尊重」神話が存在しないことに気がつき、うつ病に陥るというものである。

7　DSMのうつ病の分類

その後に、さまざまな疾患分類の中で、より標準化された分類を試みようとする流れが生じ、その一つがＤＳＭである。ＤＳＭは実証主義、操作主義、脱理論主義、脱病因主義、症候論主義、新クレペリン主義とさまざまに表現される［金、2001］。精神医療サービスに関わる専門職種の増加、組織化にともない、標準化された分類は多様な専門家間のコミュニケーションのための共通用語としての側面も強調される。一九八〇年代に誕生したＤＳＭ‐Ⅲ（精神疾患の分類と診断の手引き・第三版）では躁うつ病という用語の代わりに感情障害（affective disorder）という用語が採用され、さらにＤＳＭ‐ⅢＲでは気分障害（mood disorder）という日常的な用語に転じ、医学領域だけではなく社会に受け入れられやすい言葉が使用されている。そして従来の躁うつ病と大うつ病の他にもより軽症な抑うつをも含めていこうとする流れの中で、気分循環性障害や気分変調性障害がＤＳＭ‐Ⅲでは「その他の特異的感情障害」の中に書き加えられ、さらにＤＳＭ‐Ⅳでは気分循環症、気分変調症として一つの疾患として格上げされた［高岡、2003］。これらの軽症の抑うつにはさまざまな社会現象が影響しているであろうが、こうした本来の問題からは注意は目をそらされ、「うつ病理論」として医学的モデルに置換し、気分変調症には抗うつ剤を、気分循環症にはリチウム、バルプロ酸、カルバマゼピンなどの気分安定薬（mood stabilizer）を第一選択薬として推薦されるというように、薬物での治療可能性をアピールすることで人々への医療への敷居を低くしている。

ＤＳＭにある疾患概念と従来の疾患概念と照らし合わせてみると、内因性うつ病は大うつ病の中のメランコリー型に分類された。さらに「神経症」という用語は本来、フロイトの精神分析的理論から派生した用語であり、さらにその用語の使用方法は専門家個人によってさまざまに異なるという理由から使用されなくなった。それは大うつ病のカテゴリーに入ったり、それを満たさなければ気分変調性障害に分類されたりする。反応性抑うつは、大うつ病もしくは抑うつをともなう適応障害と分類される。

8　抗うつ剤との関連

これまで述べてきたように、精神医学領域では、特に第二次世界大戦以降「うつ病」の分類について、さまざまな分類の試み、議論がなされてきたのであるが、その背景には一九五二年のクロルプロマジンの発見に引き続く、イミプラミンなどの抗うつ薬の開発の関与も大きいと言われる。これらの薬物の開発は「早発性痴呆に効く薬」「躁うつ病に効く薬」というように、結果としてクレペリンの分類の正当性を支持する方向にはたらいた。薬物の開発以前は、「うつ病」は比較的稀なものと考えられ、また薬物で治療する類のものではないというのが一般的な考えであった。薬物の開発とともに、どのようなタイプの「うつ病」に効果があるのか、疾患の解明にどのように役立つのか、そしてどのような作用機序なのか、などについて関心が持たれるようになった。薬物の出現は、生物学的モデルの発展の歴史でもある［Healy, 1997］。クレペリン以降、ドイツはその影響を受けてクルト・シュナイダー（Kurt Schneider）が躁うつ病と統合失調症の複数の典型的特徴の同定を試みたのに対し、アメリカでは抗うつ薬の開発とともに、フロイトとマイヤーの影響を受け心理的観点に立っていた時代から、クレペリン的思考による精神医学の時代へと変化しつつあった。抗うつ薬の開発とともにアメリカにおける力動精神医学の盛り上がりの時代が終わりを迎え、ヨーロッパでの人間学的見地は衰退し、生物学モデルに基づく薬物投与、生物学的な基盤をもつクレペリン主義と類似のＤＳＭの操作的診断基準が盛んとなった。

それに平行して「うつ病」に関する知識が一般社会へ浸透するようになり、市場開発とともに、うつは治るという宣伝文句がうたわれ、「うつ病」という用語は日常化し、一般の人でも「うつ病の患者は励ましてはならない」という知識を持っている時代となった。林［2001］は「ストレス」が悪と見なされ、癒しを求める時代の中でこの「励まさない」「無理しない」というスタンスは世間から受け入れられやすかったと指摘する。人々はうつ病の治療を求めて受診をすることに抵抗を持たなくなった。むしろ「うつ病患者」と承認されることを求めて病院を受診する患者群もいる。これらのこともうつ病の増加に寄与していると考えられる。また抗うつ薬の効果も「うつ病」の慢性軽症化に関与しているかもしれない。それとともに最近はこれらの軽症患者に焦点付けた研究、臨床実践の必要性が呼びかけられている。また現代では、社会問題による人々の不安やうつの問題は、医療の領域、すなわち薬物でコントロールされるべき問題に置換されている。抗うつ剤の無効なケースにおいては、難治性うつ病と名づけ、さらに難治性を特徴付ける原因を医学的、心理的に解明しようとする試みがされ続けている。

そのような宣伝効果、心理モデルの浸透にともない、「うつ」を主訴として、外来を受診する人が急増していて、従来のメランコリー親和型に当てはまらないうつ病の増加が指摘される［樽味・神庭、2005］。これらの患者へのアプローチをどのようにするかについては、未だ一定の見解の一致は得られていない。擬態うつ病［林、2001］、ディスティミア親和型［樽味・神庭、2005］の患者に対しては、治療者はネガティブな感情を抱きやすい傾向があるかもしれない。このように、時代とともにうつ病も変化をとげそれにともなって精神科医療もその手腕が試されているが、未だ発展途上であるのが現状であろう。

9　おわりに

「うつ病」の疾患概念を振り返ったが、その時代の背景、経済的状況、現在の医療化、心理化の動きによってその概念はさまざまに変化し、研究内容もその背景に大いに影響を受けている。我々の目の前に現れるうつ病の患者の提示する問題は時代とともに変化し我々はさまざまな困難な状況を経験する。

にもかかわらず、他方で現代の医療はどんな状況においても画一的な機械的治療をほどこしてしまっているという側面もある。つまり現在においては「うつ」を主訴に外来を受診した人には、標準化された診断基準を用いて診断をつけた後に「抗うつ剤」を処方するのは標準的なやり方である。だが薬物治療は単に症状消失のためだけの治療となりうると危惧されるのである。患者の人生におけるうつ病の意味やうつ病をめぐってのさまざまな脈絡を切り離し、医療側がこうした重要な側面を見ないでやり過ごすことにもなりかねない。我々は臨床家として、豊かな精神科医療を提供するためには、患者がうつとして医療を受診するようになったさまざまな経緯、我々が診断名としてつけるうつ病という病名がその個人にとってどのような意味を持つのか、そしてうつ病を介して患者が我々との間でどのような医療体験をするのかなど、さまざまなことについて考えをめぐらせなければならないと考える。

（宇治雅代）

引用・参考文献

Abraham, K. 1924 「心的障害の精神分析に基づくリビドー発達史理論 第一部 抑うつ状態とリビドーの前世紀的な組織段階（19-74）」『アブラハム論文集』岩崎学術出版社

Ban, T. A. 1987 Prolegnomen to the clinical prerequisite : Psychopharmacology and the classification of mental disorders. *Progress in Neuro-psychopathology and Biological Psychiatry,* 11, 527-580.

Freud, S. 1917 「悲哀とメランコリー」『フロイト著作集 第六巻』 井村恒郎・小此木啓吾ほか（訳）人文書院

Gurney, C., Roth, M., Garside, R. F., Kerr, T. A. & Schapira, K. 1970 The baring of treatment on the classification of the affective disorders. *British Journal of Psychiatry,* 117, 251-215.

Gurney, C., Roth, M., Garside, R. F., Kerr, T. A. & Schapira, K. 1972 Studies in the classification of affective disorders : The relationship between anxiety states and depressive illnesses-Ⅱ. *British Journal of Psychiatry,* 121, 161-166.

林 公一 2001 『擬態うつ病』宝島社

Heally, D. 1997 *Antidepressant Era.* Harvard University Press.

広瀬徹也 1998 「歴史・概念・分類」『臨床精神医学講座・気分障害』中山書店

笠原 嘉 1976 「メランコリー好発型性格」『精神科医のノート』 みすず書房 17-31p.
笠原 嘉 2002 「木村―笠原分類（1975）と今日のうつ病臨床」『精神科治療学』第17号 961-967p.
笠原 嘉 2005 「うつ状態の臨床的分類（2005）」『精神神経学雑誌』第107号 523-528p.
笠原 嘉・木村 敏 1975 「うつ状態の臨床分類に関する研究」『精神神経学雑誌』第77号 715-735p.
Keer, T. A., Roth, M., Schapira, K. & Gruney, C. 1972 The assessment and prediction outcome in affective disorders. *British Journal of Psychiatry,* 121, 161-174.
Kendell, R. E. 1969 The continuum model of depressive illness. *Proceedings of the Royal Society of Medicine,* 62, 335-339.
Kendell, R. E. 1970 The clinical distinction between psychotic and neurotic depressions. *British Journal of Psychiatry,* 117, 257-266.
Kendell, R. E. 1976 The classification of depressions : A review of contemporary confusion. *British Journal of Psychiatry,* 129, 15-28.
金 吉晴 2001 「ＤＳＭの意義と精神療法」『精神療法』第27号 3-461p.
Kraepelin, E. 1899 *Psychiatrie*. 6. Aufl. Leipzig : Barth
Mapother, E. 1926 Discussion on manic-depressive psychosis. *British Medical Journal,* 2, 872-876.
Roccatagliata, G. 1986 *A history of ancient psychiatry.* Greenwood press.
Roth, M., Gruney, C., Garside, R. F. & Kerr, T. A. 1972 Studies in the classification of affective disorders : the relationship between anxiety states and depressive illness- I . *British Journal of Psychiatry,* 121, 147-161.
下田光造 1941 「躁うつ病の病前性格について」『精神神経誌』第45号 101-102p.
高岡 健 2003 『新しいうつ病論』雲母書房
樽味 伸・神庭重信 2005 「うつ病の社会文化的試論」『日本社会精神医学会雑誌』第13号 129-136p.

抑うつの疫学

岩田　昇

「不安」や「心配」などとともに日常最もよく耳にする感情を表す言葉に、「憂うつ」とか「落ち込む」がある。多くの場合、これらの「抑うつ」気分は何らかの問題を抱えているとか失敗を経験した際に発せられている。「抑うつ」症状は気分障害以外の精神障害にも認められるが、特にそれが重篤な水準に至ると、大うつ病などの気分障害が該当する。

日本の年間自殺者総数が一九九八年以降三万人を越え続け、メンタルヘルス、特に「うつ病」は広く社会的な関心事となってきた。二〇〇四年には日本うつ病学会も発足した。また、「抑うつ」が地域や職域集団のどういう人たちにどのくらい発生し存在しているのか、それを促進する、あるいは抑制する要因は何かなどが、以前にも増して一般の興味を引く話題となっている。このような「抑うつ」の発症率、有病率、危険・増悪因子、予防・改善因子を扱う学問領域が「抑うつの疫学」である。当該領域に対する社会的要請は益々高まってきているものの、依然として精神障害に関する社会的偏見が高い日本では、欧米のような大規模地域研究に基づく実証的疫学データは乏しい。

「抑うつの疫学」研究の国際的な動向を調べるために、MEDLINEとPsycINFOという医学・保健学および心理学領域のデータベースを併用して、「depression」（抑うつ）と「epidemiology」（疫学）という二つのキーワードを掛け合わせると**図1**のようになる。一九七〇年代後半に横這いだった報告数はＤＳＭ-Ⅲ-Ｒが普及し始めた一九九〇年以降、増加傾向を示すが、ＤＳＭ-Ⅳ出版の翌年（一九九五年）、その混乱もあってか一〇〇編近く減少している。しかし、『うつ病は先進国では最も多い疾病の一つで、二〇二〇年には世界中で二番目の主要病態になる』と警鐘を発した“The Global Burden of Disease”［1996］以降、顕著な増加傾向を示し、一九九九

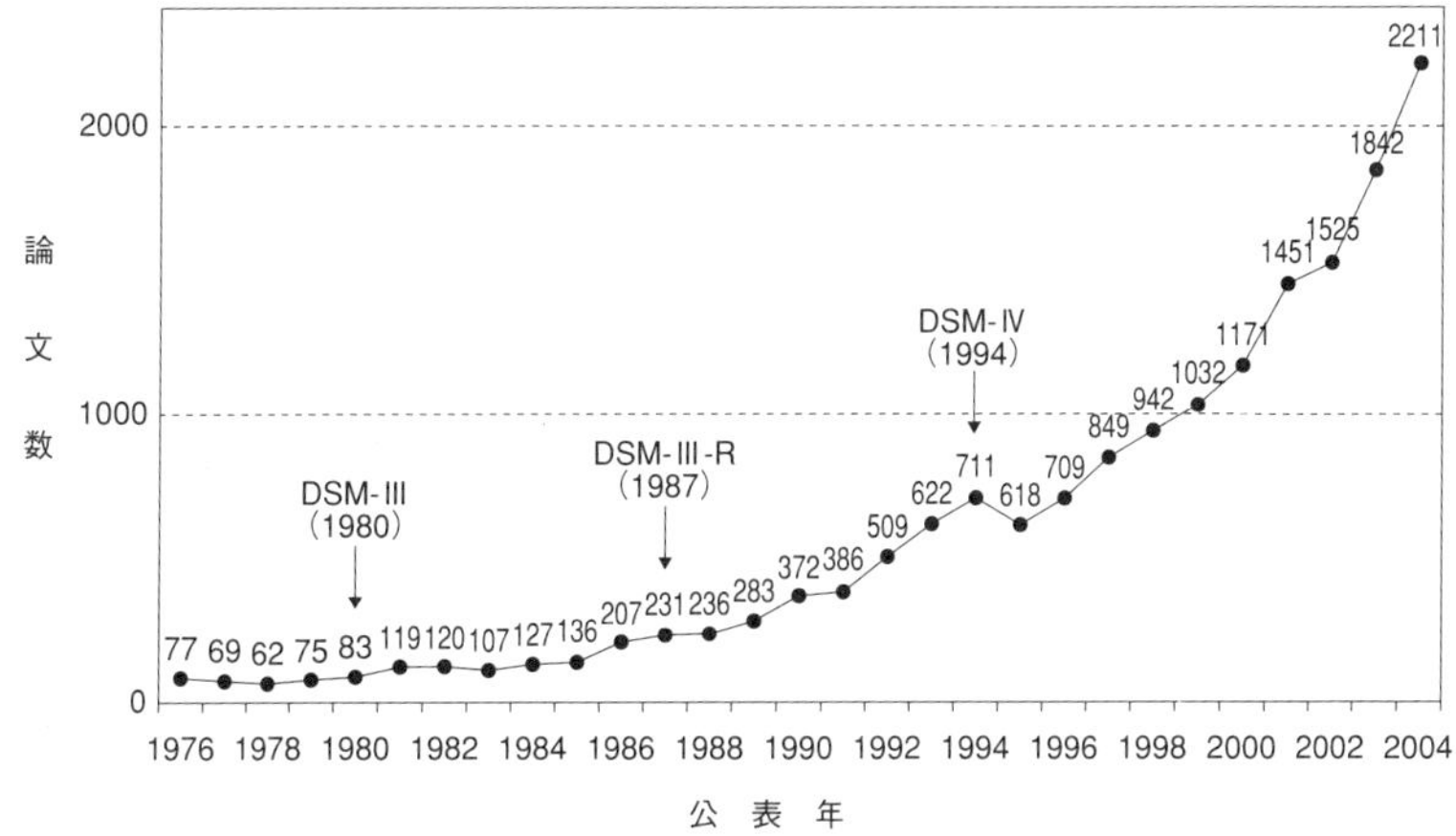

図1　「抑うつの疫学」研究論文報告数の年次変化（1976〜2004）

年で一、〇〇〇編を、二〇〇四年には二、〇〇〇編を越えるという急勾配の増加になっている。

疫学研究に基づく危険・予防因子などについては各章の中で紹介されると思われるので、ここでは省くが、この図にDSMの出版年を記したのは、精神科診断学・症状学の進歩が研究を促進する動因となっていることを表すためである。「抑うつの疫学」は「うつ病」や「自殺」などの予防方策を考える上で必要不可欠であるが、「うつ病」や「抑うつ」の測定・評価法の妥当性や信頼性が乏しければ、標的疾患・病態の把握自体がばらつきの大きいものとなり、その危険・予防因子の意義も薄らぐ。本人の主観的な体験に重きを置かざるをえない精神科領域において、診断基準・評価法の精緻化はとりわけ重要である。煩雑さを避けるため、この図では総報告数しか提示していないが、「抑うつの疫学」の方法論も以前の自己記入式調査票一辺倒の測定・評価から、より正確な対面式構造化面接の適用へと変わってきている（例えば、WHOの世界精神保健プロジェクトでは世界共通の診断面接法を使用している）。

先の検索項目にさらに「prevention」（予防）あるいは「intervention」（介入）を追加してみると、近年の増加傾向は図以上に顕著となる。ＤＡＬＹ（障害調整生命年）でも第二番目の損失年数を数える「うつ」は、われわれのＱＯＬの保持増進をはかる上でも大きな障害である。先進各国における「抑うつの疫学」は、その社会的要請を追い風に、実態把握および危険因子究明の段階から予防因子および介入方策検討の段階へとシフトしてきている。医療機関以外の身近なところにむしろ存在している「うつ」の効果的な予防・介入方策を決定するためにも、「抑うつの疫学」研究に対するさらなる理解とその方法論的な進展が望まれる。

（いわた・のぼる　広島国際大学）

第2節　抑うつの評価方法

1　抑うつとうつ病——心理状態の正常と異常——

気持ちがふさぎこみ悲しくなることは誰でも経験することである。この状態が強くなり、経過が長くなり、社会生活に支障をきたすようになれば、周囲からなんらかの援助が必要になる。こうした場合の援助には、家族・友人・同僚の心理的・具体的手助けもあり、医院や病院で医師や他の専門職の人による有償の援助もある。医療職のものは伝統的には身体的不調に対する援助を行っており、身体的不調には伝統的には「診断」がつけられていた。「診断」は、援助を必要とする人がどのような疾患（「病気」）を持っているかを確定する作業である。従って、気持ちがふさぎこみ悲しくなって来院した人々も「患者」として何らかの疾患名が与えられることになった。こうした際にもっとも一般的に与えられていた「病名」がうつ病である。しかし、うつ病や他の心の病（精神疾患）は身体疾患とは大きく異なる点がある。

【ケース】

Aさんは四七歳の会社員である。これまで周囲から「仕事の鬼」と呼ばれるほどの営業マンであった。Aさんの攻撃的営業方法に批判をする人もいたが、社内の評価も高く、取引先の信頼も絶大なものがあった。二七歳のとき結婚した妻との間に長男（高校三年生）と長女（高校一年生）がいる。ところがある日、妻が買い物の帰途に遭遇した交通事故で即死してしまった。通夜と葬儀は何とか行ったもののその後一ヶ月は会社を休んだAさんは、家でほとんど何もせず、終日「ボーっとした状態」が続いていた。かえって子どもたちのほうが毅然として、Aさんの世話をしていた。出社したもののAさんはこれまでのAさんではなかった。仕事への興味も薄れ、会議にも集中できず、一人で涙ぐんでいるところを同僚や部下に見られていた。死にたいとは言わないものの、Aさんは「将来が何も見えない」と述べ、食欲もなく、体重が数キロ減ったのである。夜もグッスリとは寝ていないようであった。Aさんがやっと元気を取り戻したのは妻の三周忌を終えた後であった。

Aさんの経過を読み、何人の人が「Aさんは病気だ」と思うであろうか。われわれの多くは、Aさんの心の変化は当然のこと、当たり前のこと、従って正常のことであると考える。もし、Aさんが妻の葬儀が終わって翌日から普段どおり元気に出社し、何の変化も見せなかったならば、「そのことのほうが異常だ」と考えるであろう。愛する人を失った心が、その痛手から回復するには、個人差はあるものの一定の時間経過が必要なのである。

この「痛手となる出来事」は、受験の失敗、失職、望まない転勤、親友からの裏切り……など多数ある。

さらに心の「症状」の多くは、普通の人間が普通に生活する際に普通に感じることの延長線上にある。そしてその程度が普通より強くなっても、逆に弱すぎても、生活に支障をきたす。例えば、学生が期末試験の準備をしている状況を考えてみよう。学生は試験に失敗して留年することが怖いから勉強をする。「これだけの勉強では落第点を取るのではないか」という不安があるから学生はさらに集中して勉強する。その結果、良い成績を修めるのである。ところが不安が極度に強くなると、落第した場合のことばかり考えるようになり、手が震え、動悸がし、一つの教科を勉強していても他の教科のことが心配で、あれこれまとまらず読むようになり、集中して勉強できなくなる。その結果、（心配した通りに）落第点を取ってしまうのである。一方、落第するという不安をまったく持っていない学生は、「何とかなる」と考え、明日が試験であるにもかかわらず友人からの誘いに安易に乗って遊んでしまう。その結果、落第点を取ってしまう。落第点を取っても、「何とかなる」という考えを変えず、再試験でも同じことを繰り返すのである。同じことは、恐怖感、猜疑心、強迫観念など、通常は精神症状と言われるほとんどすべての心理状態に該当する。

抑うつに戻って議論しよう。落胆させる出来事の後に憂うつになることは正常なことである。しかし、この状態が強くなり、経過が長くなり、社会生活に支障をきたすようになれば、周囲からなんらかの援助が必要になる。この状態にわれわれはとりあえず「うつ病」

という「病名」をつけるのである。本来、人間に必要な機能であった心理状態に「病名」をつけるのはどうしてか。それは、「社会生活に支障をきたすようになる」からであり、社会生活に支障が起きるかどうかは、その人の問題だけでなく、その人を受け入れる社会が大きく規定している。Aさんの場合を考えよう。服喪の方法や期間は時代により、地域文化により大きく異なることが知られている［Stroebe et al., 1992］。服喪が短い文化では、Aさんのように三周忌まで不調を続けている人は「病気」と見られるかもしれない。Aさんを――そしてほとんどの「精神疾患」を――「正常」とするか「病気」とするかは文化の持つ価値観が決めている［Kitamura, 2005］。

身体疾患にはその原因として身体的変化が存在する。それは、目に見える（つまり、レントゲンや顕微鏡で確認できる）解剖・組織的変化であったり検査で確認できる（例えば血液や尿の検査、心電図や血圧計といった機材による検査）機能的変化であったりする。精神疾患には、こうした検査所見で確認できる変化がない。あったとしても、それは疾患の結果、生じたものである。本当の身体的原因が発見される場合、その疾患は精神疾患の範疇からは除外されてゆく。この例が梅毒の中枢神経系の感染で発生する進行麻痺である。

抑うつとうつ病の区別は量的なものである部分が強い。ほかの章で述べられているように、質的差異を求める研究者もいるが、確たる証拠が提示されるには至ってない。量的な差しかなく、「疾患」と定義する根拠が現在の社会の持つ文化や価値であるのであれば、以下に述べる「うつ病」の定義や評価も現代という時代の枠組みの中のことであることは強く認識しなければいけない。

2　うつ病の診断

かつては精神疾患の分類と各疾患の診断は国によって大きく異なっていた。精神科診断学にはドイツ学派、フランス学派、北欧学派などあり、日本ではどの学派の勉強をするかが大学で異なっていた。筆者が研修医のころ、「同じ患者様であっても、A大学病院に行けばうつ病、B大学病院に行けば統合失調症、C大学病院に行けば非定型精神病という診断がつく」と教わった。一九八〇年代に筆者はアンケート調査を行い、アンケートの中でさまざまな事例を提示して多くの精神科医に通常の診断をつけてもらい、その診断の一致を計算した［Kitamura et al., 1989 a／1989 b］。評価の一致率をカッパ係数で出すと臨床では0.6以上は必要である。ところがこの値を超えた診断名は三つしかなかった（図1）。日本の精神科医の診断の一致率は非常に低いものであった。

この事情は欧米でも同様であった。一九七〇年代の調査でアメリカのうつ病の範囲は狭く、英国のそれは広いことが指摘された。そうした研究成果に則って世界に共通した診断基準を作る動きが出てきた。アメリカ精神医学会は一九八〇年以降数回に亘ってこうした診断基準集の改定を行ってきた。これが「精神疾患の診断・統計マニュアル Diagnostic and Statistical Manual of Mental Disorders（DSM）」である。DSMは一九八〇年に第三版、一九八七年に改訂三版、一九九四年に第四版、二〇〇〇年にテキスト改訂四版が発行された。このなかでうつ病には「大うつ病性障害」という名称が付与された。その内容は改訂によ

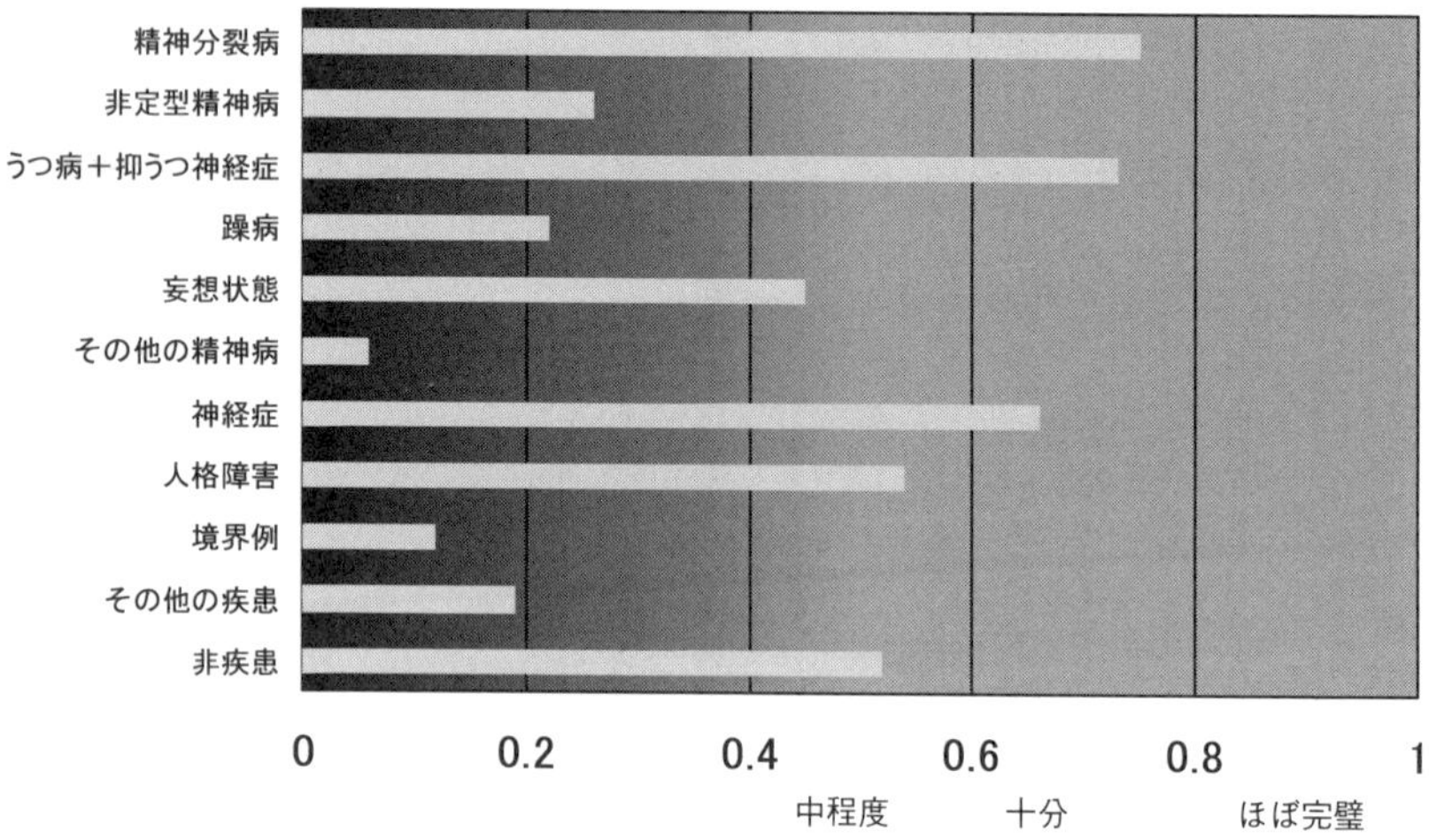

図 1　症例要旨法による日本人精神科医の診断一致率　*kappa coefficient*
[Kitamura et at al., 1989a]

表1　大うつ病性エピソードの診断

A	以下の症状のうち5つ以上が同じ2週間の間に存在し、病前の機能からの変化を起こしている。これらの症状のうち少なくとも1つは、(1)抑うつ気分、あるいは(2)興味または喜びの喪失	
	1	ほとんど1日中、ほとんど毎日の抑うつ気分
	2	ほとんど1日中、ほとんど毎日の、すべて、またはほとんどすべての活動における興味、喜びの著しい減退
	3	著しい体重減少、あるいは体重増加（例えば、1ヶ月で体重の5％以上の変化）、または食欲の減退または増加
	4	不眠または睡眠過多
	5	精神運動性の焦燥または制止
	6	易疲労性、または気力の減退
	7	無価値観、または過剰であるか不適切な罪悪感
	8	思考力や集中力の減退、または決断困難
	9	死についての反復思考、反復的な自殺念慮、自殺企図
B	省略	
C	症状は臨床的に著しい苦痛または、社会的、職業的、または他の重要な領域における機能の障害を引き起こしている	
D	症状は、物質（例：乱用薬物、投薬）の直接的な生理学的作用、または一般身体疾患（例：甲状腺機能低下症）によるものではない	
E	省略	

る大きな変更はない。こうした努力の結果、現在では「うつ病」という病名で包括される状態像は国際間の不一致が消失するに至ったのである。

うつ病は繰り返し経験することがある。一回の体験をエピソードという。うつ病のエピソードをDSM-Ⅳ-TRでは大うつ病エピソード（**表1**）と呼び、これが一回以上ある人の診断名を大うつ病性障害と規定している。

3 うつ病はどれほどあるのか

ストレス状況で発生する精神疾患は多くの種類がある。そのなかでも一般人口中に多く見られる状態がうつ病（大うつ病性障害）である。著者が行った調査でも、住民の六人に一人が生涯（生まれてから調査時点までの期間）に少なくとも一回はこの状態を体験していた（**図2**）。しかしうつ病を経験した者のうち医療機関を受診したものは約一割であった［藤原・北村、1993］。従って、うつ病の経験者の九割が専門家の目には触れないでいるのである。

4 うつ病の診断と評価

うつ病の診断については現在、国際的な一致を見ている。しかし、うつ病はさまざまな「表情」を持った状態である。この「表情」を記載するため、DSM-Ⅳ-TRでは下位

直接面接法による診断調査（診断基準は DSM-Ⅲ-R）

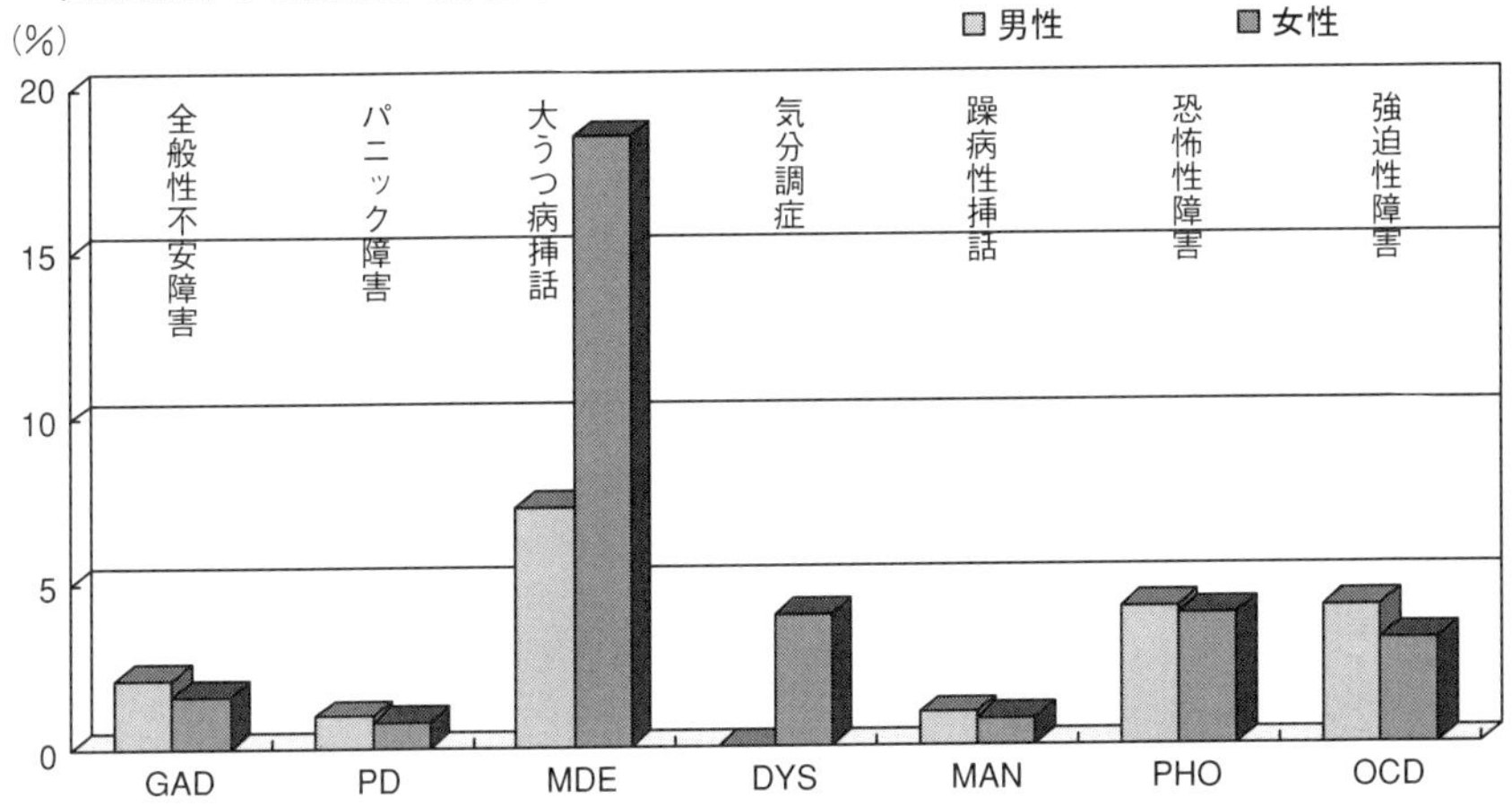

図２　地域住民中の精神疾患の生涯有病率*［Kitamura, 1998］

＊生下時以降調査時点までのいずれかの時点で（受診の有無を問わず）診断基準に該当する期間を体験した者の集団中における比率

分類が準備されている。これを「特定用語」と呼ぶ。「特定用語」には、①重症度　②慢性　③緊張病性の特徴　④メランコリー型の特徴　⑤非定型の特徴　⑥産後、などがあり、大うつ病エピソードの特徴を描写できるようになっている。臨床場面で評価のポイントはこうした診断面だけではない。治療的介入をするに際して重症度の評価は不可欠である。うつ病の重症度を臨床家が考慮する場合は、①症状の重症度　②機能の障害　③自傷・自殺の危険性の三点で評価する。この三点の重症度は関連しているものの同一ではない。症状面は大変重症で機能は十分高いこともあるなどさまざまである。

うつ病の症状面の重症度はさまざまな症状の数と各症状の程度で評価する。例えば**表1**のAに挙げられている症状をより多く経験している人のほうが重症であると考えるのである。もちろん、各症状の軽重で係数をつけるほうが正確であろう。軽い抑うつ状態が深くなるほどうつ病に近づいてゆくことを最初に述べたが、本人の自覚的苦痛も症状面の重症度が増すほど増える。しかし、うつ病で認められるいろいろな症状がそろって現れ、そろってその重症度を変化させるものではない。うつ病のさまざまな症状はおよそ三つのグループに分かれることが知られている [Kitamura et al., 2004]。第一に気分の症状がある。気持ちの落ち込み、涙もろさ、自責感などが含まれる。第二に認知の症状がある。自分自身、周囲の人々、将来への否定的認識を示す症状である。例えば「自分は価値がない」「周囲の人々は助けてくれない」「自分の将来は真っ暗だ」などと考える症状がここに含まれる。第三に身体症状があり、食欲不振、睡眠障害、生理不順などが含まれる。これらの症状のグループのどれが目立つ症状になるのかは個人差が大きい。

うつ病の持つ問題は主観的体験（憂うつ、食欲がないなど）だけではない。うつ病の結果、社会的機能に障害が発生する。身体疾患であれば、耳が遠い、手が動かないなどといった支障がでる。うつ病の場合は、仕事（労働者であれば職場での勤務、学生なら通学・授業・試験、主婦であれば家事、子どものいる母であれば育児など）が手につかない、いつも楽しめる趣味が楽しくない、人間関係に不調をきたすなど、心理社会的な障害を呈する。こうした障害はその人の人生設計にも影響を与えることがある。うつ病を有する人々への治療的介入が必要な理由は、むしろこちらのほうが重要である。

自殺者の自殺直前の精神科診断でもっとも多いものがうつ病である。うつ病のものがその経過中に自傷行為や自殺企図を呈することはまれでない。症状面の重症度が重症であるほど自殺の危険性が高いわけではない。

（北村俊則）

引用・参考文献

American Psychiatric Association 1980 *Diagnostic and statistical manual of mental disorders, 3 rd ed.*（DSM-Ⅲ）. Washington, D.C. : American Psychiatric Asociation.

American Psychiatric Association 1987 *Diagnostic and statistical manual of mental disorders, 3 rd ed. revised.*（DSM-Ⅲ-R）. Washington, D.C. : American Psychiatric Association.

American Psychiatric Association 1994 *Diagnostic and statistical manual of mental disorders, 4 th ed.* (DSM-IV). Washington, D.C. : American Psychiatric Asociation.

American Psychiatric Association 2000 *Diagnostic and statistical manual of mental disorders, 4 th ed. Test Revision.* (DSM-IV-TR). Washington, D.C. : American Psychiatric Association.

藤原茂樹・北村俊則 1993 「甲府市の一地域における精神科疫学調査—JCM診断による軽度精神障害の頻度」『日本医事新報』第3618号、47-50p.

Kitamura, T. 1998 Psychiatric epidemiology in Japan : Towards psychological understanding of the etiology of minorpsychiatric disorders. *Psychiatry and Clinical Neuroscienses,* 52, 275-277.

Kitamura, T. 2005 Looking with both the eyes and heart open : the meaning of life in psychiatric diagnosis. *World Psychiatry,* 4, 93-94.

Kitamura, T., Hirano, H., Chen, Z. & Hirata, M. 2004 Factor structure of the Zung Self-rating Depression Scale in first-year university students in Japan. *Psychiatry Research,* 128, 281-287.

Kitamura, T., Shima, S., Sakio, E. & Kato, M. 1989a Psychiatric diagnosis in Japan. I. A study on diagnostic labels used by practitioners. *Psychopathology,* 22, 239-249.

Kitamura, T., Shima, S., Sakio, E. & Kato, M. 1989b Psychiatric diagnosis in Japan. II. Reliability of conventional diagnosis and discrepancies with RDC diagnosis. *Psychopathology,* 22, 250-259.

Stroebe, M., Gergen, M, M., Gargen, K, J. & Stroebe, W. 1992 Broken hearts or broken bonds : Love and death in historical perspective. *American Psychologist,* 47, 1205-1212.

子どものうつ病

宇治雅代

子どものうつ病が一般に認識されたのは最近のことである。だが過去において子どものうつ病が存在しないと考えられていたわけではない。クレペリンの時代にも、下田光造の時代にも子どものうつ病はあったという記載がある。[*1] ただし精神分析の領域では、フロイトらは超自我が未完成な子どもにはうつは生じないと考えていた。子どものうつに関する研究では、一九四〇年代スピッツの依託抑うつ（anaclictic depression）、一九五〇年代のジョン・ボウルビィの母親——乳幼児観察、一九六〇年代のマーガレット・マーラーの子どもの抑うつと別離の関連、分離——固体化の研究などが有名である。ただし、これらの研究はいずれも乳幼児を対象にしたものであり、児童や思春期のうつ病の研究は盛んではなかった。

一九七〇年代にサイトリンが、子どものうつ病を三つに分類（急性うつ病、慢性うつ病、仮面うつ病）したころから児童期以降のうつに関しての調査が開始され、一九八〇年代に本格化した。この三つの亜型のうち、仮面うつ病と慢性うつ病は今で言うところの「児童虐待」との関連を盛り込んだ内容であり、子どもの虐待に関する意識の高まりとともにその研究が盛んになっていった時代背景に合致する。また大人において慢性軽症うつ病が注目され始めた時期とも一致していて、社会的な影響を反映していると高岡は述べる。[*2]

子どものうつ病はその表現様式が大人と異なると言われる。それには、子どもの言語表現力や発達年齢などが関与していると考えられる。児童では、身体症状、不登校、いらいらや学業の成績の低下が多いのに対し、思春期ではより大人のうつ病の表現様式に近づくと言われる。子どものうつ病に関しては、病因、性格、きっかけ、経過、治療への反応性、家族要因などに関しての一連の鋳型となるモデルが、大人のうつ病ほどには確立していない。

column

子どものうつ病という概念が徐々に認識されてきているのであるが、これに関しては利点も欠点もある。

利点としては、子どもへの注目のきっかけや、親子関係の見直しなどが考えられる。以前は、子どもは家族によってだけではなく地域の人々との交流を通して支えられていた。しかし現代ではそういった交流が減少し、家族やその中にいる子どもは孤立し、相談する相手もいないことも多い。現代では、過去においては地域の共同体が担っていた役割をも専門家が担い専門家によって家族の問題が取り扱われる傾向がある。従って子どもが「うつ病」という専門領域の用語でもって認識されることが、専門家につながる糸口となりうる。

他方でいくつかの問題点もある。子どもを「うつ病」と枠付けすることで子ども個人に問題が還元されてしまうことがその一つである。つまり、子どもがスケープゴートになり、家庭の問題、社会の問題がすべて子どもの生物学的、心理的問題に帰属される恐れがある。また子どものうつ病に関しての悲観的な知識を持つ専門家によって介入されることで、病気として認識され、家族や子どもの中にそれが取り入れられ、悲観的な子どもの将来への予測を持つようになり、さらにそれが現実化してしまうことも懸念される。

診断に関しては、子どもの診断基準は大人の場合のように十分に論じられてきたわけではない。表在的な指標に基づいて診断を行うと、個々人の子どもにとっての抑うつの意味、脈絡や体験がないがしろにされる。個々の環境要因、生物学的要因、発達段階を考慮にいれた視点も大事である。子どもの現在置かれている状況に関しての十分な情報を多面的に収集し、理解、介入、教育機関のスタッフとの連携に努めていくことは不可欠である。また、子どもだけではなく、さらにその子どもを抱える親をサポートし、その力を十分に引き出せるか否かも重要な点である。

＊1　村田豊久『小児・思春期のうつ病　臨床精神医学講座・気分障害』中山書店、一九九八

＊2　高岡　健『新しいうつ病論』雲母書房、二〇〇三

（うじ・まさよ　熊本大学大学院）

column

第3節　抑うつの異種性

1　異種性を考える意義

「うつ病（抑うつ）は心の風邪」というキャッチフレーズが巷で流布している。確かにこのキャッチフレーズは、抑うつに対する世間のスティグマをやわらげ受療行動を促すことに寄与していることは否定できない事実である。

しかし、現在、抑うつという言葉で代表される疾患あるいは状態像の中には、非常に多くの異なった病態が含まれている。しかも、それは従来の医学的モデルだけではなく、昨今の職業場面における抑うつや自殺事例に見るような抑うつなどに代表されるような社会的モデルの面からの検討も必要とされている。つまり、異種性の概念は、分子遺伝子研究に代表されるような生物学的観点だけではなく、心理・社会的な観点からもとらえ直す必要がある。そうすることによって、抑うつに対する医学的・心理社会的な治療や対処方法が自ら明らかとなり、統合的な抑うつへの理解が深まることへとつながるであろう。

以上のような観点に基づきながら、本論では、抑うつの異種性についての歴史的変遷を、クレペリン（Kraepelin）の概念から昨今の操作的診断基準における概念まで展望し、さらに最近目覚ましい発展をとげている生物学的な側面からも言及していきたい。

2 異種性に関する歴史的展望

(1) クレペリンと躁うつ病の概念

クレペリンは一八八三年から一九一三年までの間に公にした教科書の中で、初期の状態像による疾病の分類から次第に理論を発展させ、今日の操作的診断基準にも大きな影響を与えている疾患概念を確立させた。

クレペリン［1899］の教科書の第六版では、早発性痴呆*と躁うつ病を内因性精神病と位置づけ、予後の点から、前者を荒廃に至るもの、後者を荒廃に至らないものと定義した。そして最終版である第八版［Kraepelin, 1913］では、躁うつ病を、「一方にいわゆる周期性、循環性の病気のすべてと、他方には単発性躁病、メランコリーといわれる病像の大部分と少なからぬ数のアメンチア*を含む。さらに周期的あるいは持続的な軽い気分の変化を含む」といったように広範な概念で規定している［広瀬、1998］。このようにしてクレペリンによって躁うつ病の疾病分類の基礎が作られたのである。

(2) クレペリン以降

クレペリンや多くの研究者たちが抑うつの分類に対する提案を行ったが、その中でも、

早発性痴呆
もともとモレルにより、人生早期に（主として思春期）発症し急速に痴呆化する精神病に対して使われた。クレペリンは、早発性と進行性の経過、および痴呆化と情意障害（感情鈍磨）などを持つ疾患単位を提唱し、破瓜型、緊張型、妄想性痴呆の三群に分けた。統合失調症。

アメンチア
意識障害の一つのタイプ。軽い意識の混濁の上に思考の散乱があり、相互に関連のない断片的な観念が次々と起こってくる状態。意識混濁は軽度であるため、本人は多少とも認識障害と思考散乱を自覚しており、自分自身や周囲の状況に対して正しい認識ができず困惑を感じることがある。情動的にも不安定となる。

抑うつをもたらす原因、いわゆる病因による分類と、躁状態とうつ状態の二つの極を基準とした極性による分類の代表的なものをあげる。

① 病因による分類

キールホルツ［Kielholz, 1969］は抑うつを、心因をX軸、身体因をY軸においた分類を行った（**図1**）。抑うつを身体因、内因、心因に大別し、さらに九つの下位分類を対比させた。この分類は相互の移行を認め、抑うつはどれも身体因と心因がさまざまな比率で関与しているという次元的な診断分類であり、理解しやすい。

ラング［Lange, 1928］は一方の極に内因性うつ病を、他方の極に心因性うつ病を置いて、これを発病様式、臨床像によって対比させた。

フランスのピショー［Pichot, 1978］はうつ病を正常悲哀および不安神経症から区別し、一次性と二次性に大別した。一次性には、内因病像型*と外因病像型*が含まれ、前者には躁病エピソードをともなう感情障害と単極性抑うつ感情障害、後者には反応性、神経症性、疲弊性という分類を当てている。二次性には、身体因性とその他の精神障害によるものが含まれ、前者には中毒性、感染症性、腫瘍性、後者にはいわゆるヒステリー、不安神経症、アルコール症、統合失調症などの精神障害によるものを当てている（**図2**）。

② 極性による分類

レオンハルト［Leonhardt, 1957］は、内因性うつ病に単極性躁病、単極性うつ病、両者

内因病像型

ピショー（Pichot）は、朝方頂点に達する抑うつ、体重減少や食欲不振などの生物学的徴候、環境に左右されない恒常性、朝方の不眠などの症状をあげている。通常の「内因性」概念でとらえられる病像に近い。しばしば外的な心理的外傷に起因しているように見えることがあるが、外因病像型とはまず症候学的特長により区別している。

外因病像型

明らかに外的な心理的な原因に依存していることと、内因病像型に比べ抑うつ症状の程度が弱く、症状は夕方最高になり、生物学的徴候の微弱または不在、環境に対する反応性、就眠困難などの症候により特徴づけられる。それに対し、通常の「外因性」つまり身体疾患や薬物により引き起こされるうつ病は身体因性に分類されている。

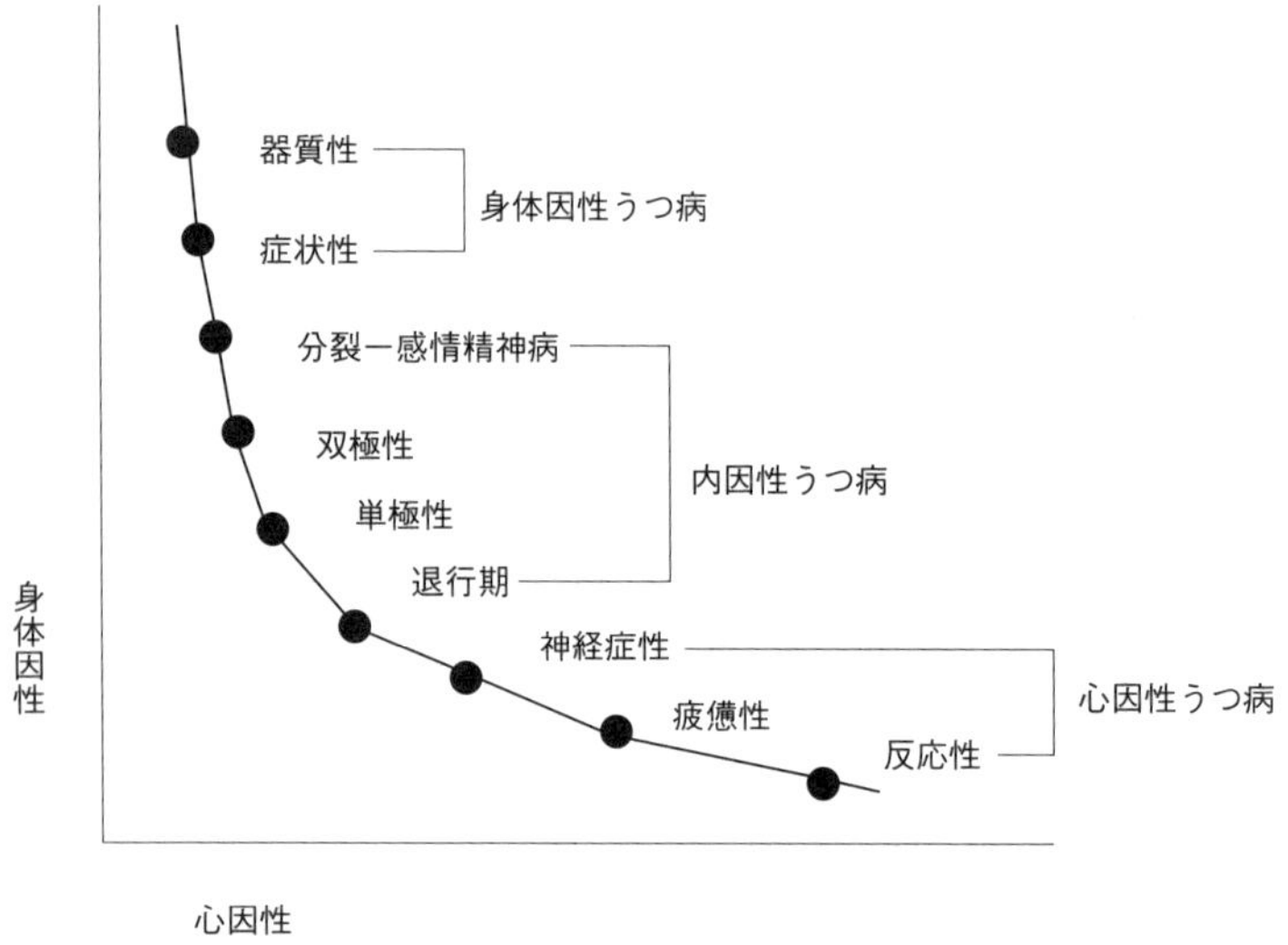

図１　キールホルツによるうつ病の分裂

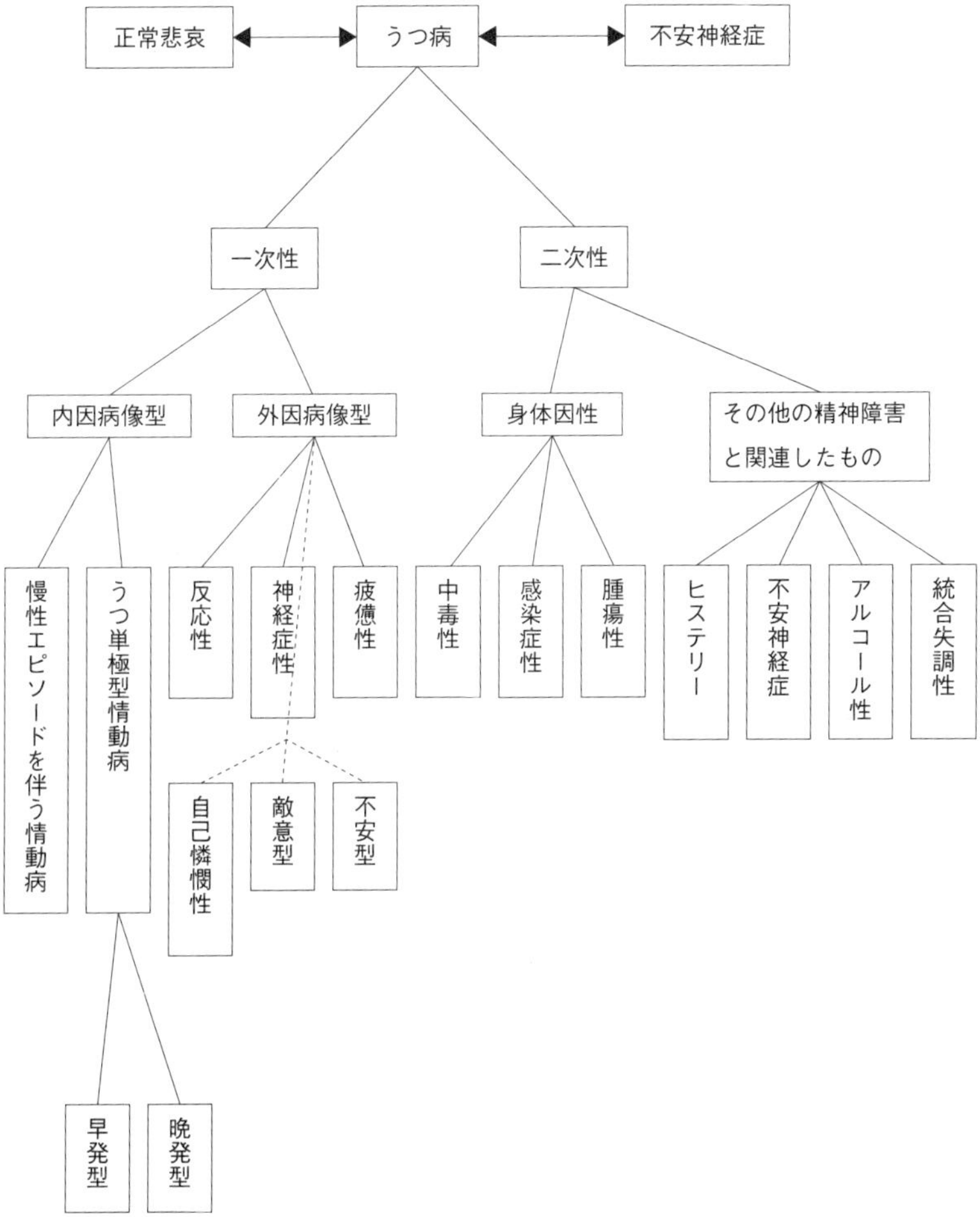

図２　ピショーによるうつ状態の分裂

が並存する双極性*の三型を区別した。クレペリンの躁うつ病概念は、周期性ないし循環性精神病の全領域から最軽症の周期性持続性の気分状態までを含み、かなり広義の双極性概念のモデルが成立した。その中から、単極と双極の分離を提唱したのがレオンハルトであった［阿部、1999］。

アングスト［Angst, 1966］とペリス［Perris, 1966］は同じ一九六六年に、大規模な家系調査に基づき、単極型と双極型は症候学的、遺伝学的に差異があることを発表した。その後、二つの型では発症年齢、薬物反応性に違いがあることが明らかとなった。

その後、双極型に関する分類はさらに詳しくなり、ダナーら［Dunner et al., 1976］は軽躁状態とうつの病相を持つものを双極Ⅱ型とし、アキスカルら［Akiskal et al., 1999］はさらに双極Ⅲ型、Ⅳ型をも提唱し双極スペクトラム（Bipolar Spectrum）としている。

ウィノカー［Winokur,1990］は、感情障害を器質性、双極性、単極性、分裂感情障害*の四つに分類し、さらに、双極性をⅠ型とⅡ型に、単極性を反応性うつ病、内因—心因性うつ病、神経性うつ病に分けている。反応性うつ病は近親者の死や自らが身体疾患に罹患した後に続発するものである。内因性—心因性うつ病はＦＰＤＤ(familial pure depressive disorder）とＳＤＤ（sporadic depressive disorder）に分かれ、前者は男性に多く第一度親族に感情障害だけが見られるもの、後者は遺伝負因を持たない弧発性のものである。神経症性うつ病はアルコール症、反社会性人格の家族歴を持ち、人格上の問題、対人関係の不良などで特徴づけられるものである。ＤＳＤ（depression spectrum disease）はＦＰＤＤと対比するものであり、女性に多くアルコール症または反社会性人格の家族歴を持つ患者に生じ

双極性うつ病

躁病相とうつ病相の両病相をもつもの。最近の操作的診断基準では、躁病相の重症度によって、双極Ⅰ型、双極Ⅱ型に分類されている。アキスカル（Akiskal）はさらに詳細に双極Ⅵ型まで分類している。亜型として、躁・うつ両病相の程度の軽い気分循環症がある。

分裂感情障害

分裂病（統合失調症）性症状と感情障害性症状が、一つのエピソードの中で同時にかつ顕著に出現する障害。ＩＣＤでは、分裂病性症状と感情障害性症状の三つの種類、つまり、躁病、中等症以上のうつ病性障害、双極性感情障害・混合型との組み合わせによって、分裂感情障害・躁病型、うつ病型、混合型の三型に分類されている。

るうつ病である。この分類は遺伝的な要素を重視した分類であると言える（図3）。

アキスカルは単極性の半数近くが後に双極性となりうる可能性を持っていたという所見に基づき［Akiskal et al., 1978］、従来の単極と双極の二分法に対して単極と双極の連続性を認めるソフト双極スペクトラム（soft bipolar spectrum）を提唱した［Akiskal, 1983］。アキスカルら［1989］は双極スペクトラムを挿話性と間歇性あるいは持続性に二分し、挿話性を、双極性分裂感情障害、双極Ⅰ型、双極Ⅱ型、双極Ⅲ型に分けた。間歇型あるいは持続性を、慢性躁病、連続交代、遷延性混合状態、気分循環性障害、気分高揚性障害、刺激性気質、準感情病性気分変調症に分けた。双極Ⅰ型は明らかな躁病相とうつ病相を持つ古典的な躁うつ病である。うつ病相を入院を要しない程度の軽躁病エピソードを持つのが双極Ⅱ型であり、軽躁病エピソードをともなわず、躁病の家族歴を持つものないしは抗うつ剤によって躁転するものを双極Ⅲ型とした。最近では、さらにⅥ型までの拡張も試みられている［Akiskal et al., 1999／Akiskal, 2000］。アキスカルがこのような双極スペクトラムを提唱した意義は、軽躁病を最大限にすくいあげて潜在的な双極性障害の診断と治療を明白にしようとしたことにあるだろう。

(3)「笠原・木村分類」と抑うつ

笠原・木村［1975］は、従来の内因性と外因性、精神病性と神経症性などの二分法に基づかず、病像、病前性格、発病状況、治療への反応性、経過、年齢、体型、生活史、家庭像などの多次元的な特徴によって抑うつを分類し、それぞれに仮称を与え従来の診断名と

- 感情障害
  - 器質性感情障害
    - 器質性
    - 候性
  - 双極性障害
    - 双極性 I
    - 双極性 II
  - 単極性障害
    - 反応性うつ病
      - 近親者の死
      - 身体的疾患に続発性に発症したうつ病
    - 内因性一心因性うつ病
      - FPDD
      - SDD
    - 神経症性
      - DSD
      - 神経症，人格障害，アルコール症，薬物などに続発性に発症したうつ病
  - 分裂感情障害
    - 統合失調症に続発性に発症
    - 双極性障害と単極性うつに関係

FPDD：familial pure depressive disorder
SDD：sporadic depressive disorder
DSD：depressive spectrum disorder

図 3　ウィノカーによる感情障害の分類

関連させた（**表1**）。Ⅰ型は日本とドイツにおいてうつ病の病前性格として認知されているテレンバッハ［Tellenbach, 1961］のメランコリー親和型性格*を基盤として転勤や昇進などの秩序の変化をもたらす出来事をきっかけとして発病する従来の内因性うつ病を代表とするものである。ただし軽度の躁状態の混入もあるとしている。Ⅱ型はクレッチマー［Kretschmer, 1921］の循環性格*を基盤として、躁とうつの双極型の経過をとる、いわゆる躁うつ病を代表とするものである。Ⅲ型はⅠ型に見られるような秩序愛や他者配慮性の目立たない未熟な若者に見られやすいタイプで、抗うつ剤よりも精神療法を必要とし、葛藤反応型うつ病とまとめられている。従来の神経症うつ病あるいは抑うつ神経症などを代表とするものである。Ⅳ型は統合失調症の前駆症状としての非典型的なうつ病症状を呈するもの、Ⅴ型は通常の悲哀体験への反応としての一過性の抑うつ、Ⅵ型は身体的な原因がはっきりしている症候性抑うつや医薬原性抑うつ、老年性変化に基づく抑うつなどを含むその他の抑うつとされている。

笠原・木村分類は抑うつを精神病理学的に理解する上で欠かせないものであり、現在のわが国の精神医学に大きなインパクトを与え続けている。

(4) 操作的診断基準による分類

現在臨床で使用されている精神疾患の診断・統計マニュアル第四版（Diagnostic and Statistical Manual of Mental Disorders, 4th edition, text revision：DSM-Ⅳ-TR［American Psychiatric Association, 2000］）はエビデンスに基づき、信頼性と妥当性を持つ疾病分類とし

メランコリー親和型性格

テレンバッハ（Tellenbach）が著書『メランコリー』の中で記載した、うつ病に対して脆弱性のある存在類型。その本質を、秩序への志向性が几帳面という形で固着しすぎていること、自身への要求水準が高すぎることとした。

循環性格

クレッチマー（Kretschmer）の三気質の一つ。肥満型体型者に見られることが多いとされた。大人しくおっとりとした社交的な性質に、陽気の極に傾く成分（亢揚）と陰気の極に傾く成分（陰うつ）とがさまざまな比率で混ざり合い形成される。躁うつ病への脆弱性のある性格とされる。

（…原・木村、1975］を改変）

経　過	年　齢	体　型	生活史	家庭像	仮　称	従来の診断名との関係
て良好、ふつ定の時間（3から6か月が）を要して治反復傾向はⅡり少ない。亜-3は遷延する多し	中年から初老期に多し。ただし20代、30代にもまれならず。10代にもありうる	どちらかというと細長	発病前の社会適応良好、仮面うつ病的な身体的違和を持つこと多し	原則として病者自身が家庭内での精神的経済的支柱であること多し。伝統指向的な家庭	メランコリー性格型うつ病、あるいは性格（反応）型うつ病	内因性うつ病 軽症うつ病 反応性うつ病 心因性うつ病 神経症性うつ病 抑うつ神経症 更年期（退行期）うつ病 非定型精神病
て良好である反復傾向はⅠり高い	初発は若年期に比較的多く、晩発は少ない	肥満型多し	インターバルにおいての社会適応はⅠ型ほど十分ならず	家庭内に権威的もしくは庇護的人物を持つ。大家族構成多し。伝統志向の強い家族	循環型うつ病	躁うつ病 内因性うつ病 循環病 循環性うつ病 非定型精神病
化遷延化の傾し	2つあり、1つは10代後半から20代、今1つは40代、50代	特徴なし	すでにうつ病発病前から神経症症状もしくは性格神経症的傾向を示す	特徴なし	葛藤反応型うつ病	神経症性うつ病 抑うつ神経症 反応性うつ病 心因性うつ病 心因反応 更年期（退行期）うつ病 Claiming depression Hysterodepression
分裂病性症状現する	青春期後期	細長型多し	少年期、青春期前期において「模範児童」的。アイデンティティをめぐる困難前駆すること多し	分裂病の家族研究として知られる特徴を示す場合多し	偽循環病型分裂病	神経症性うつ病 無気力反応 Student apathy 境界型分裂病 慢性軽症分裂病 分裂質
性、ただしV遷延多し	特徴なし	特徴なし	特徴なし	特徴なし	悲哀反応	神経症性うつ病 抑うつ神経症 反応性うつ病 心因性うつ病 心因反応
分類の視点からはとらえられないうつ状態をまとめたもの					その他のうつ状態	症候性うつ病 医薬源性うつ病 老年うつ病 脳動脈硬化性うつ病 若年うつ病 Ictal depression

表1　うつ状態

項目 類型	病像	亜型	病前性格	発病状況	治療へ
Ⅰ型	精神症状と身体症状の双方を具備する典型的うつ病、しばしばその症状は網羅的で、かつ多くの例において画一的である	Ⅰ-1：単相うつ病、しばしば軽症 Ⅰ-2：軽躁（あるいは躁）の混入 Ⅰ-3：持続的葛藤の二次的な露呈 Ⅰ-4：非定型精神病像の混入	メランコリー親和型性格（Tellenbach）、執着性格（下田、平沢）	特有の状況変化頻度高し（転勤、昇進、家族成員の移動、身体疾患への罹患、負担の急激な増加ないし軽減、出産、居住地の移動と改変、愛着する事物あるいは財産の喪失など）	治療意 抗うつ く反応、 ニュー チカの 要す。 法は支 法で十
Ⅱ型	Ⅰ型に準じるが、個別症状をⅠ型ほど網羅的に持たず、画一性にもとぼしい	Ⅱ-1：躁とうつの規則的反復 Ⅱ-2：主としてうつ病相のみの反復 Ⅱ-3：主として躁病相のみの反復 Ⅱ-4：非定型精神病像の混入躁・うつ混合状態あり	循環性格（Kretschmer）	Ⅰ型ほど明白でない場合多し、生物学的条件の関与少なからず（季節、月経、出産など）	抗うつ 反応は どよく
Ⅲ型	Ⅰ型のように一連の症状を完備せず、時に依存性、誇張性大。その他の神経症症状併存。自責傾向少なし。他責的傾向あり	Ⅲ-1：神経症レベルにとどまるもの Ⅲ-2：一過的に精神病レベルに落ち込むもの	未熟 秩序愛ならびに他者への配慮性なし	過大な負担、性格的弱点にふれるような困難、対人葛藤、成熟危機	抗うつ とんど 本格的 療法を
Ⅳ型	うつ病像の非典型性、アクティング・アウト、自己アイデンティティ拡散、無気力がめだつ、躁病相もありうる。ただし、躁もうつも病相の長さは短い。（いわゆる境界例に当たるもの多し）	Ⅳ-1：うつ病像のみ Ⅳ-2：躁病像をも併せ持つもの	分裂質	個別化の危機（恋愛、性愛体験、宗教的体験、孤立、自立、旅行、受験）	抗うつ る根本 善なし。 療法も ば困難
Ⅴ型	悲哀体験への反応としてのうつ状態	Ⅴ-1：正常悲哀反応 Ⅴ-2：異常悲哀反応 Ⅴ-3：精神病レベルの症状の混入	特徴なし	悲哀体験	抗うつ
Ⅵ型	その他のうつ状態。症状の非典型性、多様性。他種の症状の併存	Ⅵ-1：明白な身体的基盤を持ったうつ状態（症候性、医薬原性など） Ⅵ-2：老年性変化が基盤に推定されるもの Ⅵ-3：若年のうつ状態 Ⅵ-4：その他	「病前性格―発病状況―病像―経過」をセットと		

て認知されているが、当初よりこのような形態をとっていたわけでない。ＤＳＭ-Ｉではうつ病はすべて反応性としてとらえられていた。ＤＳＭ-Ⅱになると、古典的な分類が行われた。しかも感情障害の範囲は狭まり、大感情障害の中に、退行期メランコリー*、躁うつ病躁病型、躁うつ病うつ病型、躁うつ病循環型、他の大感情障害が含まれ、反応性うつ病は他の精神病に、抑うつ神経症は神経症に、現在の気分循環症*は気分循環性人格障害として人格障害に包含されていた。

ＤＳＭ-Ⅲでは、神経症が廃止され抑うつ神経症は気分変調症*となり気分循環症と対置された。ＤＳＭ-Ⅲ以降ＤＳＭ-Ⅲ-Ｒ［APA, 1987］、ＤＳＭ-Ⅳ［APA, 1994］、ＤＳＭ-Ⅳ-ＴＲ［APA, 2000］へと至る過程の大きな変化は、内因と外因、一次性と二次性という原因論が廃止されたことと、五軸からなる多軸診断*が導入されたことによって第Ｉ軸の精神障害、第Ⅱ軸の人格障害、第Ⅲ軸の身体疾患などの併存を記載することが可能となったことにある。また、大うつ病と双極性障害は精神病性と非精神病性に分けられ、精神病性はさらに気分に調和したものと気分に調和しないものに二分された。そのため、気分障害の範囲はクレペリンの第八版の教科書の躁うつ病の範囲に匹敵するほど拡大された。気分に調和する精神病性*の特徴は従来からうつ病に見られる罪責妄想、心気妄想、虚無的な妄想、報いとしての処罰などである。気分に調和しないもの*としては、被害妄想、思考吹入、考想伝播、被影響体験などがあり、これらを気分障害に含めるべきかどうかについて議論がある。気分変調性障害は従来診断の抑うつ神経症や神経症性うつ病に該当する。特定不能のうつ病性障害には、月経前不快気分*や統合失調症後の抑うつなどが含まれている。そ

退行期メランコリー
初老期うつ病、更年期うつ病と同義。初老期（男性五五～六五歳、女性五〇～六五歳）に初発するうつ病。独立した特殊なうつ病か、内因性うつ病の晩発型かの間で議論があった。加齢や状況が発病に大きく関与していることが多い。不安焦燥が目立ち、妄想的色彩を帯びることも多い。

気分循環症
気分循環性障害。多数の軽躁病症状の期間と多数の抑うつ症状の期間が、少なくとも二年間続いている。重症度、広がり、持続期間の点から、軽躁病症状は躁病エピソードの基準を、抑うつ症状も大うつ病エピソードの基準を完全には満たさない。気分変化が続く結果、社会的な機能障害を引き起こすことがある。

気分変調症
気分変調性障害。抑うつ気分がほとんど一日中存在し、それのない日よりある日の方が多く、少なくとも二年間続いている。不全感、興味や喜びの消失、引きこもり、過去についてのくよくよした考え、活動性や

の他、DSM-Ⅳでは、気分障害の亜型が増加し、季節性*、非定型性*、緊張病性*、産後発症*、急速交代型*などが加わった。また、双極性障害には双極Ⅰ型障害、双極Ⅱ型障害、気分循環型障害が含まれている。その他の気分障害として、一般身体疾患によるものと物質誘発性が追加された。このように症候学的により詳細な分析を重ね疾病を分類することにより、より厳密な病因論研究と疾病特異的な治療へと結び付けようとするものである。原因論的視点を排除していることで批判されているDSMも、多軸診断においては多次元的アプローチの趣旨が反映されている。DSM-Ⅳ-TRでは、最新の疫学的・生物学的研究成果が追加されており、多次元的診断をより重視する方向へとすすんでいる。このDSM-Ⅳ-TRでは、DSM-Ⅳの診断基準は変更されておらず、診断基準の解説の内、関連する特徴と精神疾患、特有の文化、年齢、性別に関する特徴、有病率、経過、家族発現様式などの点で新たな知見が追加されている（**表2**）。

一方、国際疾病分類（ICD：International Classification of Disease）においても、その第一〇版ICD-10［1992］はDSM-Ⅲ-Rの影響を受けそれまでのICD-9と比べて大きな変化を見せた。つまり、ICD-10は確定診断のできるように、必要な症状数とそのバランスを示すものとして、診断のガイドラインを設けた。そしてその内容をより記述的としたが、この点においてはDSM-Ⅲ以来の診断基準とやや異なっている。ただしICD-10はその付録として研究用診断基準（DCR：Diagnostic Criteria for Research［1993］）を持っており、これは本体の診断のガイドラインと比べてより詳細に書かれており、研究計画の内容によっては、ガイドラインあるいはDCRを使い分けることも可能となってい

能率の低下などの状態が持続し、それは大うつ病の基準を満たすほど重篤ではない。

多軸診断

多軸評定。DSMには五つの多軸システムがある。Ⅰ軸：臨床疾患と臨床的関与の対象となることのある他の状態、Ⅱ軸：パーソナリティ障害と精神遅滞、Ⅲ軸：一般的身体疾患、Ⅳ軸：心理社会的および環境的問題、Ⅴ軸：機能の全体的評定。総合的かつ系統的な評価が可能となり、生物・心理・社会的モデルの適応が可能となる。

気分に調和する精神病性

抑うつ性の主題と一致した内容を持つ妄想または幻覚。罪業妄想、処罰を受けるべきだという妄想、虚無妄想、身体的妄想、貧困妄想などがある。

気分に調和しないもの

抑うつ性の主題とはっきりとした関係のない幻覚または妄想。被害妄想（抑うつ性の主題がなく、その人は迫害されるべきだという）、思考

表2　DSM－Ⅳによる気分障害の分類

〈うつ病性障害〉

296.2X	大うつ病性障害、単一エピソード
296.3X	大うつ病性障害、反復性
300.4	気分変調症
311	特定不能のうつ病性障害 月経前不快気分障害、小うつ病性障害、統合失調性の精神病後うつ病性障害など

〈双極性障害〉

296.0X	双極Ⅰ型障害、単一躁病エピソード
296.40	双極Ⅰ型障害、最も新しいエピソードが軽躁病
296.4X	双極Ⅰ型障害、最も新しいエピソードが躁病
296.6X	双極Ⅰ型障害、最も新しいエピソードが混合性
296.5X	双極Ⅰ型障害、最も新しいエピソードがうつ病
296.7	双極Ⅰ型障害、最も新しいエピソードが特定不能
296.89	双極Ⅱ型障害（軽躁病エピソードを伴う反復性大うつ病エピソード）
301.13	気分循環性障害
296.80	特定不能の双極性障害

〈他の気分障害〉

293.83	一般身体疾患による気分障害
—・—	物質誘発性気分障害
296.90	特定不能の気分障害

吹入（その人の考えがその人自身のものでない）、考想伝播（他人がその人の考えを聞くことができる）、被支配妄想（その人の行動が外部の管理下にある）などがある。

月経前不快気分

月経周期の月経前一週間（黄体期の最終週）に現れ、月経が始まって二、三日（卵胞期）以内に寛解し、月経の翌週には消失するパターンをとる、著しい抑うつ気分、不安、情緒不安定、活動に対する興味の減退などの症状。社会・職業的機能に著しい障害が現れ、夫婦や家族間の不和、友人との問題、職場での問題などが生じる。

季節性

一年のうちの特定の時期に起こる大うつ病エピソードの発症と寛解という特徴をもつ。通常、エピソードは秋または冬に始まり、春に寛解する。症状は、しばしば顕著な無気力、過眠、過食、体重増加、炭水化物渇望など通常のうつ病症状とは異なっている。季節と関連した心理社会的ストレスによる場合は当てはまらない。

表3　ICD−10による気分（感情）障害の分類

〈F3　気分（感情）障害〉

F30　躁病エピソード

F31　双極性感情障害（躁うつ病）

F32　うつ病エピソード

F33　反復性うつ病性障害

F34　持続性気分（感情）障害

気分循環症、気分変調症を含む

F38　他の気分（感情）障害

F39　特定不能の気分（感情）障害

非定型性

肯定的な出来事に元気づけられる気分の反応性の他に、食欲の増加または体重の増加、夜間の睡眠の延長または日中の居眠りの増加などに表れる過眠、重く鈍く、通常は手足に重りがついているような感覚をともなう鉛様麻痺、著しい社会・職業的な障害を引き起こす長期間にわたる対人関係の拒絶に対する敏感さ、などの特徴を持つ。

緊張病性

気分障害に、統合失調症・緊張型の特徴をともなうもの。他者により指示された姿位を保持し続けるカタレプシーまたは昏迷、無目的で過剰な運動、極度の拒絶や無言症、不適切または奇妙な姿勢の保持、常動性の運動、しかめ面、他者の言葉を無意味に繰り返す反響言語、他者の動作を模倣反復する反響動作、などを示す。

産後発症

発症が分娩後四週間以内の気分エピソード。産後以外の気分エピソードの症状とは共通している。共通したる（**表3**）。

その後、DSM-ⅣはICD-10に近づける努力がなされたが、多くの相違点が存在している［古野ほか、2005］。例えばDSMにおける一般身体疾患による気分障害（293.83）はICDでは気分障害の項（F3コード）ではなく、症状性を含む器質性精神障害の項（F00-F09）の中の器質性気分障害（F06.3）に対応している。また、ICD-10で採用されている反復性短期うつ病性障害（F38.1）と混合性不安抑うつ障害（F41.2）は閾値下うつ病として重要であるがDSM-Ⅳでは採用されていない［古川、1993］。つまり、DSMとICDの整合性はまだまだ十分ではなく、両者が併存しているようである［古川、1993］。

3　異種性をめぐる生物学的研究

操作的な診断基準が精神科診断に用いられるようになったDSM-Ⅲの導入以降、その診断分類を検討するために生物学的な指標が求められてきた。生物学的な指標には大きく分けて二つの流れ、つまり状態像の指標（state marker）と疾病特異的な指標（trait marker）がある。DSM-Ⅳでは、気分障害においても診断基準とはならないが関連する特徴として記載されるようになった。そのような生物学的な指標としては、治療（三環系抗うつ薬や電気けいれん療法など）に対する反応性、デキサメサゾン抑制試験*、副腎皮質機能、REM潜時*、チラミン負荷試験、時間生物学的リズム*、大脳の形態学、神経伝達物質、遺伝子など多くのものが考えられてきた。以上のなかから、本論では、時間生物学的研究、薬理学

症状は、気分の動揺、気分易変性、子どもの幸福へのとらわれなどであり、その強度は過度な心配から明らかな妄想まで幅広い。

急速交代型

双極Ⅰ型障害または双極Ⅱ型障害において、過去一二ヶ月間に少なくとも四回の大うつ病、躁病、混合性、または軽躁病エピソードのエピソードが出現した場合。エピソードは少なくとも二ヶ月間の部分または完全寛解、または大うつ病エピソードから躁病エピソードへといった対極性のエピソードへの転換によって区切られている。

デキサメサゾン抑制試験

デキサメサゾンを経口投与し、一定時間ごとに血漿コルチゾールを測定する。視床下部—副腎—下垂体系が正しく機能している場合には血漿コルチゾール濃度の値は低値となり抑制される（陰性）。うつ病では高値となり抑制されない（陽性）。陽性患者は身体的治療によく反応し、症状の改善とともに正常化するといわれている。

的研究、分子レベルでの研究（特に双極性障害）について概略を述べたい。

時間生物学的な仮説に基づく治療の代表的なものには断眠療法*および光療法がある。それらの治療によって抑うつ症状が改善する一連のうつ病下位群が存在することが認められている。

(1) 時間生物学的研究

ボバリー［Borbely et al., 1982］は、覚醒時間の延長により増加しノンレム（non-REM）睡眠により減少するプロセスSと概日リズムによるプロセスCのモデルと用いて、うつ病の睡眠障害を説明している。うつ病者の睡眠中の脳波ではδ波が減少しており、これはプロセスSの障害によると考えられている。そのδ波の出現する徐波睡眠が減少し、レム（REM）睡眠が睡眠開始早期に出現してくる（レム睡眠潜時短縮）。断眠療法は覚醒させることによってプロセスSを増強し、抑うつ効果をもたらすのである。臨床的には、レム睡眠潜時短縮と徐派睡眠減少があるうつ病群では断眠療法が効果的であると言われている。プロセスモデルの他に、断眠療法の作業仮説は位相前進仮説でも検討されている。睡眠・覚醒リズムの位相を前進させることが重要で、睡眠時間を数時間前進させることが効果があるとする研究や、睡眠前半部より後半部の睡眠剥奪が効果的であるとする研究が位相の前進を支持している。

断眠療法に対する反応性は、DSMにおけるメランコリー型の特徴*を備えたうつ病群、双極型うつ病、月経前うつ病、精神病後性うつ病などにおいて高いという報告がある［Wu

レム潜時
睡眠ポリグラムによって観察される睡眠構造のうち、入眠から初めのレム睡眠段階に至るまでの所要時間を分単位で表したもの。通常の成人ではこの値は約九〇分とされる。うつ病ではレム潜時は短縮しているが、うつ病特異的な所見ではない。

時間生物学的リズム
生体リズム。睡眠覚醒リズム、深部体温、血中および尿中の電解質、アミノ酸、カテコールアミン、下垂体ホルモン、ステロイドホルモン、メラトニン、遊離脂肪酸など、生体の諸現象と時間の経過との間に形成される変動。うつ病ではレム睡眠が早期に出現する。また、日照時間の短縮する季節に悪化する季節性感情障害がある。

断眠療法
一九七一年にプルークとテレ（Pflug & Toelle）により初めて報告された。夜間睡眠をまったくとらない全断眠と午前二時頃覚醒させ以後覚醒を保つ部分断眠とがある。副作用あるいは循環器系の合併症のた

et al., 1992／Barbini et al., 1998／van den Hoofdakker, 1997]。断眠療法の作用機序はまだ十分に解明されていないが、同療法によって効果が発現するうつ病の下位群の存在が示唆されている。

高照度光療法は、高照度光療法装置を用い1,500～10,000ルクスの高照度の光を患者に照射する治療であり、早朝一～二時間、一週間施行するが、効果によっては夕方にも行われることがある。効果を得るには、網膜に光が到達することが重要であり、患者は一分ごとに数秒間光源を見つめるように指示される。レビーら[Lewy et al., 1998]は位相変位仮説を提唱し、深部体温*やメラトニン分泌リズム*などの位相が後退し、生体リズム間の内的脱同調が生じ、光療法はそれを前進させるとしている。また、後述するような炭水化物に対する渇望とセロトニン機能低下との関連から、光療法によりセロトニン機能改善がもたらされるとする説もある。

この光療法は気分障害の領域では季節性感情障害の第一選択となっている。この季節性感情障害は、DSM-Ⅳにおいて、双極Ⅰ型障害、双極Ⅱ型障害、大うつ病性障害反復性において、典型的には毎年秋から冬にかけて発症し春には自然軽快するタイプのエピソードの経過を特定したものである。非季節性のうつ病と異なり、過眠と過食特に炭水化物の過剰摂取などの非定型症状*を特徴としている。一方、光療法は、メランコリー症状、精神運動制止、朝方に悪化する日内変動、不眠、食欲不振、罪責感などを有する定型的なうつ病には奏功しないと言われている。

めに十分量の抗うつ剤の投与が困難な場合、抗うつ剤の治療が無効な場合、高齢患者などが適応となる。

メランコリー型の特徴

大うつ病エピソードの内、活動における興味や喜びの喪失、普段快適である刺激に対する反応性の消失、著明な抑うつ気分、日内変動、早朝覚醒、精神運動性制止または焦燥、著明な食欲不振や体重減少、過剰で不適切な罪責感、などで特徴づけられる病態。ICDでは「身体症状群」に相当し、従来の内因性概念を表すものである。

深部体温

生体リズムをとらえる方法。通常は直腸温での測定による。深部体温は睡眠と密接に関連し、覚醒前二時間から四時間前に最低となり、人間の概日リズムにおけるマーカーとされている。中でも、最低体温時刻の変化が生体リズム間の乱れ（内的脱同調）の指標として重要である。

メラトニン分泌リズム

メラトニンは松果体より分泌され

(2) 薬理学的研究とくに薬理遺伝学の観点から

うつ病の治療とそれに対する反応性という観点も、うつ病の異種性を考える際に重要なヒントを与えてくれる。内因性と非内因性という二大分類を行うための診断基準のひとつとして、電気けいれん療法や薬物療法などの身体的治療に対する反応性があげられている［APA, 1987］。キールホルツ［Kielholz, 1981］はそれぞれの抗うつ剤がどのようなタイプの症状を有するうつ病に有効であるかを検討している。うつ病の現代の生物学的な治療はやはり薬物療法が主体であることから、うつ病のタイプにあった効果的で副作用の少ない治療法の開発が必要となっている。そのような反応性を指標として、それと関連する遺伝子を探索するアプローチが近年発展してきている。

薬理遺伝学（pharmacogenetics）は、「薬物に対する生体反応の個人差の中で遺伝が関与するものを対象とする学問」と定義される［北島・尾崎、2001］。うつ病の病態生理は未知な部分が多く、候補遺伝子を選択するのは困難である。しかも、たとえば大うつ病という診断基準そのものが症候群の特定にすぎず、一つの診断基準のなかに病態生理としては多様なものが混在していると考えられており、大うつ病という診断とある遺伝子における多型との関連を検討するという方法には多大の困難をともなう。一方、抗うつ薬などの薬物反応性を指標とした薬理遺伝学においては、薬理的基盤をもとに候補遺伝子を仮定することが可能であり、さらに候補論的診断基準とは異なり、薬理作用という生物学的共通基盤を持つ一群と見なすことが可能である［北島・尾崎、2001］。

るホルモンでセロトニンから合成される。性腺系に対する抑制作用がある他、サーガディアンリズムの同調作用がある。その分泌は夜間に高く昼間に低いというサーガディアンリズムを示し、内因性リズムのもっともよい指標とされている。

非定型症状
→非定型性（53ページ。）

チトクロームP450（CYP）酵素群
CYPは水酸化酵素ファミリーの総称。肝臓においては解毒を行う酵素として知られている。アミノ酸配列の相同性によってファミリーとサブファミリーに分類される。薬物代謝において重要な役割を果たすのはCYP1、CYP2、CYP3である。特にCYP2D6の遺伝子多型には、さまざまな変異遺伝子が同定されている。

以上のような、抗うつ薬の薬物反応性に関する薬理遺伝的研究は大きく二つの方向に分類できる［金・下田、2004］。その第一は、薬物動態学的な側面、特に薬物の代謝の側面に焦点を合わせるもので、肝臓のチトクロームＰ450（ＣＹＰ）酵素群における遺伝子多型*と薬物の血漿中濃度、治療反応性の関連に関する研究を中心とする。このＣＹＰの内、薬物代謝に重要な役割を持っているのはＣＹＰ１、ＣＹＰ２、ＣＹＰ３である。この内、最も研究が進んでいるのはＣＹＰ２Ｄ６の遺伝子多型である。抗うつ薬や肝臓でＣＹＰなどの薬物代謝酵素により代謝されるがその代謝活性には大きな個体差が存在する。代謝が正常な者は extensive metabolizer（ＥＭ）であるが、種々の変異遺伝子を持つ者はＣＹＰ２Ｄ６の基質代謝能の低い poor metabolizer（ＰＭ）となる。つまり、ヒトが有する二本の対立遺伝子*の片方（ヘテロ）、あるいは両方（ホモ）の対立遺伝子に遺伝子変異が生じ、代謝酵素活性の表現型が変化しＰＭとなるのである。一方、代謝能が非常に高い個体も存在も知られており ultrarapid metabolizer（ＵＭ）と呼ばれる。つまり、ある種の三環系抗うつ剤の血中濃度は、遺伝子変異を持つＰＭではＥＭと比較して高くなるのである。またＣＹＰ２Ｃ19の変異遺伝子と基質代謝能、ＣＹＰ１Ａ２、ＣＹＰ３Ａ４の活性と抗うつ薬の血中濃度や薬物反応性との相関も注目されている。抗うつ薬の種類によっては、ＣＹＰ２Ｄ６だけでなく後三者も代謝に関与しているものがある。

わが国で五年前から使用できるようになった選択的セロトニン再取り込み阻害薬（ＳＳＲＩ：Selective Sereotonin Reuptake Inhibitor）では、フルボキサミンは主にＣＹＰ１Ａ２、ＣＹＰ２Ｄ６で代謝され、パロキセチンは主にＣＹＰ２Ｄ６で代謝される。副作用

遺伝子多型

遺伝子多型とは同じ遺伝子の塩基配列にいくつかの型があることを意味する。通常、型の違いが病気と関係しない場合や、関係していてもがん遺伝子のように強くない場合に遺伝子多型という用語が用いられる。生活習慣病などの多因子疾患に関わる多型的変異は発症に直結しているのではなく、発症の危険率の上昇を意味している。染色体ＤＮＡの構造や形質が少し異なることによる多型性、あるいは、ある遺伝子が対立遺伝子に変化したためにおこる多型性などがある。これらの遺伝的差異によって生じる多型性にも、一つの形質だけに変化が生じるものから、多数の形質に及ぶものまであり、多種多様である。

対立遺伝子

人の染色体は、両親それぞれから一組ずつ受け取り計二組である。一対の同等な遺伝子（各組一個ずつ）があるが、一塩基多型などのために、互いに異なる場合がある。ある遺伝子に二つあるいはそれ以上の異なる型がある時、それぞれを対立遺伝子

の観点からすると、PMにおいてはEMよりもSSRIの血中濃度が高くなり、副作用の出現も増えることが予想されるが、研究結果は一定していない［Murphy et al., 2003］。

第二には、薬物の作用部位における感受性の差異を標的とする薬力学的な研究である。それは神経伝達物質の受容体やモノアミントランスポーター*の遺伝子多型と薬物の治療反応性との関連を検討している。セロトニントランスポーター（5-HTT）はセロトニン（5-hydroxytryptamini：5-HT）の細胞内への取り組みに働くポンプ機能を持ち、中枢神経でシナプス間隙に放出された5-HTは5-HT受容体に作用し、5-HTTによってシナプス前細胞に再取り込みされる。SSRIは5-HTTに作用して5-HTの再取り組みを阻害する。5-HTTはSSRIの主な作用部位であることから、SSRIに対する反応予測の観点から研究が行われている。例えば、5-HTT遺伝子の5-HTTLPR（5-HTT-linked polymorphic region）多型は20－30bpの繰り返しエレメントを有し、一六回の繰り返しを持つL型（long type）と一四回の繰り返しを持つS型（short type）の二つの型が存在し、L型はプロモータ活性*、5-HTの再取り込み機能や5-HTT結合性がS型に比べて高い。その結果、S型を持つ者はSSRIの効果が少ないという報告がなされている。さらにL型には六種類、S型には四種類の多型が存在することが明らかとなっている［Nakamura et al., 2000］。5-HTTLPRと並んで研究が進んでいる5-HTT遺伝子の5-HTT-VNTR（5-HTT-variable number of tandem repeat）多型には種類の対立遺伝子が確認されており、これらの繰り返し多型にもin vitroでの転写活性および5-HT発現量や5-HT再取り込み能に差が認められている。またパロキセチンの副作用の一つである嘔気の出現

という。

モノアミントランスポーター

神経終末から放出されたモノアミンをすばやく神経終末に再取り込みし、神経伝達を終了させる。ドパミントランスポーター、ノルアドレナリントランスポーター、セロトニントランスポーターがある。それぞれの作動性ニューロンの前シナプス神経終末の細胞膜に存在するものと、シナプス小胞に存在するものとがある。

プロモータ活性

DNAを鋳型にmRNA合成（転写）を開始するDNA上の特定塩基配列。プロモータは転写の効率を決定しており、強いプロモータの下流にある遺伝子のmRNAは大量に合成されその結果その遺伝子産物も大量生産される。

頻度は、5-HT2Aレセプターの遺伝子変異（HTR2A 102T/CSNP）と関連し、C型のホモ接合体*では高くなっている［Murphy et al., 2003］。また5-HTTLPRのS型の対立遺伝子がfluoxetineによる不眠と焦燥感のリスクファクターとなり躁転を生じる可能性があると指摘されている［Perlis et al., 2003］。

以上のように、薬物遺伝学は、抗うつ薬の反応性や副作用の差と、遺伝子との関連を調べる研究領域であり、遺伝学的にうつ病の異種性を追及し、それぞれにあったオーダーメードの治療に大きく影響を与える可能性があると同時に、うつ病の原因遺伝子の解明にも貢献するものであろう。

(3) 分子レベルでの研究（特に双極性障害）について

この領域における研究には大きく分けて三つのアプローチ方法がある。全ゲノムの系統的解析により感受性遺伝子の染色体上の部位を求めるポジショナル法、前項であげたような、神経生物学、神経薬理学的に関与が示唆されている遺伝子と疾患との関連を求める候補遺伝子研究、および独特の遺伝様式に基づく分析による方法である。実際にはこれらを複合的に用いた研究も多い。大うつ病性障害に比べ双極性障害は遺伝率が高く多くの研究がなされており、ポジショナル研究も含めていくつかの関連を示唆する研究結果が得られている。［池田ほか、2002］。

ホモ接合体

AAやaaのように対立遺伝子の双方が機能的に等しい場合を同型接合（ホモ接合）といい、同型接合の個体を同型接合体という。Aaのように異なった対立遺伝子が対になっている個体を異型接合体（ヘテロ接合体）という。

① ポジショナル法

染色体異常に基づく双極性障害の全ゲノムの連鎖解析*はまだ完全には一致していないが、これまでの有力な部位としては、1q21-42、4p16、6pter-p24、10p14、10q21-26、12q23-24、13q11-32、18p11、18q21-23、21q22、22q11-13、Xp11、Xq24-28などがある［加藤、2001／Baron, 2002］。連鎖解析の結果はこのように完全には一致していないが、複数の研究で指摘された部位が多数あることは、実際に多数の遺伝子が双極性障害の発症に関与していることを示唆している。他方、単一遺伝子疾患と双極性障害との関連についての研究が最近行われている。ウォルフラム（Wolfram）症候群は、糖尿病、尿崩症、視神経萎縮、難聴を特徴とする常染色体劣性遺伝性の疾患でうつ病などの精神症状も高頻度に認められる。この遺伝子は4p16に存在するため双極性障害との関連が考えられている［加藤、2001］。ダイアー病は、表皮の分化異常および棘融解に特徴づけられる常染色体優性遺伝の皮膚疾患であるが、双極性障害をともなう家系も報告されている。その原因となる遺伝子は12q23-24.1の小胞体Caポンプ（Ca-ATPase）*である。このCa-ATPaseは双極性障害の候補遺伝子のひとつでもあり、この変異は皮膚症状と精神症状という二つの異なった症状を引き起こす多面突然変異であると考えられている［加藤、2001］。

② 候補遺伝子法

うつ状態、躁状態が、セロトニン、ノルアドレナリン、ドパミンなどのモノアミン系の

連鎖解析
染色体上の遺伝子の位置（遺伝子座）を記載した遺伝子地図において、位置間の距離を推定すること。物理位置のわかっている遺伝マーカーと、疾患などの原因遺伝子との間の遺伝子地図上の距離を求めることで、疾患原因遺伝子の染色体上の位置を特定することができる。

小胞体ポンプ（Ca-ATPase）
小胞体（嚢、小胞、小管よりなる細胞質の網状構造でしばしば細胞膜や核膜と連続している）の膜に埋まった膜蛋白質。ATP（アデノシン三リン酸）を分解して得られたエネルギーでカルシウムイオンを濃度に逆らって運搬し、神経に信号を伝える。

変動によるものであり、これらに関連した遺伝子が調べられている。セロトニン（5-HT）受容体についてはほとんどの研究では関連は見出せなかった。17q11-12のセロトニントランスポーター（5-HTT）遺伝子については、プロモーター領域に存在する挿入／欠失多型との関連を指摘する報告がある。ノルアドレナリン系についても調べられているが、α2Aおよびα2C受容体に関しては関連は見られていない。ドパミン受容体については五個それぞれの受容体について調べられているが、いずれも否定的である。

セロトニンの合成酵素、代謝酵素に関しては、Xp11.23kにあるセロトン、ドパミン、ノルアドレナリンの代謝酵素であるモノアミン酸化酵素（MAO-A）遺伝子と双極性障害との関連が指摘されている［Preisig et al., 2000］。モノアミンの分解酵素であるカテコール-O-メチルトランスフェラーゼ（COMT）の遺伝子は22q11.2という双極性障害との連鎖が指摘された部位に存在するため、関連の可能性がある。臨床的因子との関連では、セロトニントランスポーターおよびドパミンD4受容体とリチウム反応性*、自殺とトリプトファン水酸化酵素（TPH）、急速交代化*とCOMTとの関連が指摘されている［加藤、2001］。

③ 独特の遺伝様式に基づく分析

躁うつ病患者の両親の性別の効果に関する研究から、双極性障害が母系遺伝であり、脳内ミトコンドリア遺伝子（mtDNA）の欠失や多型と関連していることが報告されている［Kato T et al., 2000］。また、一卵性双生児不一致例*における遺伝子発現変化の差異から、双極性障害とX-box binding protein 1（XBP 1）とglucose-regulated protein 78（GRP 78）

リチウム反応性
躁病ならびに躁状態の治療に用いられる薬物。カルママゼピンなどとともに気分安定薬と呼ばれる。リチウムは、脳内のナトリウム量の減少、セロトニン合成の増加、ノルアドレナリン代謝回転の亢進など種々の作用を有している。病態によって反応性が異なり、薬理遺伝学的な研究対象となっている。

急速交代化
→急速交代型（54ページ。）

一卵性双生児不一致例
一卵性双生児は、ミトコンドリアDNA分子数、女性におけるX染色体の不活化のパターン、体細胞変異、メチル化修飾などを除き遺伝的に同一のクローンである。発端者がある精神疾患で、他方がその疾患に罹患しない場合を不一致という。通常一致率は100％ではなく、病因における遺伝と環境とがともに役割を果たしている。

という小胞体ストレスシグナリング経路の遺伝子発現低下との関連が報告されている［Kakiuchi et al., 2003］。

以上のように、気分障害の中では少なくとも双極性障害においては、原因遺伝子との関連を示唆する所見が次第に得られつつあり、先述したような、極性による分類の妥当性を裏付ける結果が蓄積されつつある。

4　まとめ

「抑うつ」は内因性うつ病と非内因性うつ病あるいは反応性うつ病とに二分する理解が支配的であった。しかし実際には、内因性の抑うつと反応性抑うつの症候学的な区別があいまいな場合も多く、ヴァイトブレヒト［Weitbrecht,1952］は内因反応性気分変調という概念を提出している。その後、ペリス［Perris,1966］とアングスト［Angst,1966］の大規模の家系調査に基づく単極性と双極性の二分法が、内因性と反応性という分類にとってかわっていった。それは現在の操作的な診断基準にも表れており、ＩＣＤ-10ではうつ病エピソードの「身体症候群」をともなうものとして、ＤＳＭ-Ⅳ-ＴＲでは、気分エピソードを特定する用語のうちの「メランコリー型の特徴」をともなうものとして、従来の内因性概念がかろうじて残されている。

現在では、ＳＳＲＩなどの新しい抗うつ剤が導入されて以来、薬理学とくに薬理遺伝学的な観点から将来のオーダーメイド治療へと結びつく可能性のある研究が行われている。

一方では、ポジショナル法や候補遺伝子法などを用いた分子レベルでの研究が進んでおり、そこでは双極性に関する遺伝子特性が抽出されつつある。

以上のように、抑うつの異種性はまだまだ議論のある領域であるが、抑うつのより厳密な診断とそれに結びついた適切な治療へと発展することを期待したい。

（植木啓文）

引用・参考文献

阿部隆明　1999　「双極スペクトラム（Bipolar spectrum）について」『最新精神医学』第４号　21-29p.

Akiskal, H. S., Bitar, A. H., Puzantian, V. R., Rosenthal, T. L. & Walker, P. W.　1978　The nosological status of neurotic depression：A prospective 3-4 year follow-up examination in the light of the primary-secondary and the unipolar 0 bipolar dichotomies. *Archives of General Psychiatry,* 35,756-766.

Akiskal, H. S.　1983　The bipolar spectrum：new concepts in classification and diagnosis. In Grinspoon, L.(Ed.) *Psychiatry Update：The American Psychiatric Association Annual Review.* vol.2. Washington D. C.：American Psychiatric Press. 271-292.

Akiskal, H. S., Cassano, G. B., Musetti, L., Perugi, G., Soriani, A. & Mignani, V.　1989　Psychopathology, temperament and past course in primary major depression. 1. Review of evidence for a bipolar spectrum. *Psychopathology*, 22, 268-277.

Akiskal, H. S. & Pinto, O. 1999 The evolving bipolar spectrum. Prototypes I, II, III, and IV. *The Psychiatric clinics of North America,* 22, 517-534.

Akiskal, H. S. 広瀬徹也（訳） 2000 Soft bipolarity—A footnote to Kraepelin 100 years later—. 『臨床精神病理』第21巻 3-11p.

American Psychiatric Association 1987 *Diagnostic and statistical manual of mental disorders,* (3th ed.) edition-revised（DSM-III-R）. Washington D. C.: American Psychiatric Association.

American Psychiatric Association 1994 *Diagnostic and statistical manual of mental disorders,* (4th ed.)（DSM-IV）.Washington D. C.: American Psychiatric Association.

American Psychiatric Association 2000 *Diagnostic and statistical manual of mental disorders,* (4th ed.) text revision（DSM-IV-TR）.Washington D. C.: American Psychiatric Association.

Angst, J. 1966 *Zur Aetiologie und Nosologie endogener depressiver Psychosen.* Berlin : Springer.

Barbini, B., Colombo, C., Bedenetti, F. et al. 1998 The unipolar-bipplar dichotomy and the response to sleep deprivation. *Psychiatry Research,* 79, 43-50.

Baron, M. 2002 Manic-depression genes and the new millennium: Poised for sidcovery. *Molecular Psychiatry,* 7, 32-358.

Borberly, A. A. & Wirz-Justice, A. 1982 Sleep, sleep deprivation and depression, A hypothesis derived from a model of sleep regulation. *Human Neurobiology,* 1, 205-210,

Dunner, D. L., Geshon, E. S. & Goodein, F. K. 1976 Heritable factors in the severity of affective illness. *Biological Psychiatry,* 11, 31-42.

古川壽亮 1993 「DSM—Ⅳにおける気分障害—evidence-based psychiatry への小さな一歩」『精神科診断学』第4号 411-425p.

古野毅彦・濱田秀伯　2005　「うつ状態の臨床的分類の流れ―伝統的分類と国際分類」『臨床精神医学』第34号　573-580p.

広瀬徹也　1998　「I　歴史・概念・分類」広瀬徹也・樋口輝彦（編）『臨床精神医学講座４気分障害』中山書店　3-19p.

池田匡志・北島剛司・岩田仲生・尾崎紀夫　2002　「気分障害の分子遺伝学的研究」『日本神経精神薬理学雑誌』第22号　137-143p.

Kakiuchi, C., Iwamoto, K., Ishiwata, M., Bundo, M., Kasahara, T., Kusumi, I., Tsujita, T., Okazaki, Y., Nanko, S., Kunugi, H., Sasaki, T. & Kato, T. 2003 Impaired feedback regulation of XBP 1 as a genetic risk factor for bipolar disorder. ***Nature Genetics,*** 35, 171-175.

笠原　嘉・木村　敏　1975　「うつ状態の臨床分類に関する研究」『精神経誌』第77号　715-735p.

加藤忠史　2001　「気分障害の分子遺伝学的研究」『分子精神医学』第３号　109-117p.

Kato, T.& Kato, N. 2000 Mitochondrial dysfunction in bipolar disorder. ***Bipolar Disorders,*** 2, 180-190.

Kielholz, P. 1969 Klassifizierung der depressiven Verstimmungszudstaende. HippiusH, Selbach H. (hrsg.), ***Das depressive Syndrome.*** Muenchen: Ueban & Schwarzenberg. 341-346.

Kielholz, P. 1981 ***The general practitioner and his depressed patients: A digest of up-to-date knowledge.*** Bern: Hans Huber Publisher.

金　亨徹・下田和孝　2004　「遺伝子多型と薬物応答性　抗うつ薬の薬物動態と薬理遺伝」***Clinical Neuroscience***, 22, 362-363.

北島剛司・尾崎紀夫　2001　「抗うつ薬の薬力学と薬理遺伝」『分子精神医学１』520-524p.

Kraepelin, E. 1899 ***Psychiatrie,*** 6 Aufl. Leipzig: Barth.

Kraepelin, E. 1913 ***Psychiatrie,*** 8 Aufl. Leipzig: Barth.

Kretschmer, E. 1960 *Koerperbau und Charakter.* Berlin : Springer. （相場均（訳）『体格と性格』分光堂）

Lange, J. 1928 Die endogenen und reaktiven Gemuetserkrankungen und die manisch-depressive Konstitution. In O. Bumke（hrsg.）, *Handbuch der Geisteskrankheiten.* 1-231. Berlin : Springer.

Leonhardt, K. 1957 *Aufteilung der endogenen Psychosen.* Berlin : Akademie-Verlag

Lewy, A. J., Bauer, V. K., Cutler, N. L., Sack, R. L., Ahmed, S., Thomas, K. H., Blood, M. L. & Jackson, J. M. 1998 Morning vs. evening light treatment of patients with winter depression. *Archives of General Psychiatry,* 55, 890-896.

Murphy, G. M., Kremer, C., Rodrigues, H. & Schatzberg, A. F. 2003 Pharmacogenetics of antidepressant medication intolerance. *American Journal of Psychiatry,* 160, 1830-1835.

Nakamura, M., Ueno, S., Sano, A. & Tanabe, H. 2000 The human serotonin transporter gene linked polymorphism（5-HTTLPR）shows ten novel allelic variants. *Molecular Psychiatry,* 5,32-38.

Perlis, R. H., Mischoulon, D., Smoller, J. W., Wan, Y. J., Lamon-Fava, S., Lin, K. M., Rosenbaum, J. F. & Fava, M. 2003 Serotonin transporter polymorphisms and adverse effects with fluoxetine treatment. *Biological Psychiatry,* 54, 879-883.

Perris, C. 1966 A study of bipolar and unipolar recurrent depressive psychoses. *Acta Psychiatrica Scandinanavica,* 42（Suppl）, 194.

Pichot, P. 1978 La nosologie des depressions. 小口 徹（訳）1978「うつ病の疾病分類について」『精神医学』第20号 592-608p.

Preisig, M., Bellivier, F., Fenton, B. T., Baud, P., Berner, A., courtet, P., Hardy, P., Golaz, J., Leboyer, M., Mallet, J., Matthey, M. L., Muthon, D., Neidhart, E., Nosten-Bertrand, M., Stadelmann-Dubuis, E., Guimon, J., Ferrero, F., Buresi, C. & Malatosse, A. 2000 Association between bipolar disorder and monoamine oxidase A gene polymorphisms: Results of a multicenter study. *American Journal of Psychiatry*, 157, 948-955.

Tellenbach, H. 1961 *Melancholie.* Berlin: Springer. （木村 敏（訳） 1978 『メランコリー』みすず書房）

Van den Hoofdakker, R. 1997 Total sleep deprivation: Clinical and theoretical aspects.In Honig, A. & Van Praag, H. M.(Eds.), *Depression: Neurobiological, psychopathological and therapeutic advances.* 564-589. Chichester: John Wiley & Sons.

Weitbrecht, H. J. 1952 Zur Typologie depressiver Psychosen. *Fortschritte der Neurologie, Psychiatrie und ihrer Grenzgebiete,* 20,247-269.

Winokur, G. 1990 *Types* (*classification*) *depressive disorders*. 荒井由美子（訳） 1990 「うつ病の下位分類」『精神科診断学』第1巻第2号 147-155p.

World Health Organization 1992 *The ICD-10 classification of mental and behavioural disorders.* Geneva.

World Health Organization 1993 *The ICD-10 classification of mental and behavioural disorders: Diagnostic criteria for research.* Geneva.

Wu, J.C., Gillin, J.C., Buchsbaum, M.S., Hershey, T., Johnson, J. C. & Bunney, W. E. Jr. 1992 Effect of sleep deprivation on brain metabolism of depressed patients. *American Journal of Psychiatry,* 149, 538-543.

第2章　抑うつ発生の心理的メカニズム

第1節　抑うつとストレスコーピング

1　はじめに

ストレスの時代、抑うつの時代という表現が日常的に使われるようになって久しい。「ストレス」という言葉は日常語としていたるところで使われており、「ストレスが抑うつを引き起こす」ということが明らかになってきてからは、「どのようにストレスを調整し、対処するのか」ということは時代の大きな関心ごとのひとつである。

現代の複雑で多様な社会環境の中では、個人は常にさまざまなストレスフルな状況にさらされているといっても過言ではない。個人を取り巻くストレスフルな環境は抑うつの発症に密接に関与していると考えられており、ストレスと抑うつの関連性の検討は、現代の大変重要な課題であると言えよう。

しかし同じようなストレスフルな状況にさらされても「抑うつを発症する人と、しない人がいるのはなぜか」という興味深い視点がある。この個人差を説明する有力な要因のひとつがストレスに対するコーピングという心理学的概念である。これは「ストレスフルな出来事に遭遇したときやストレスフルな状況にあるときに、その状況を個人がどのように処理・対処をするのか」という心理的・行動的な努力のプロセスを指している。また、コーピングは意識化、変容が可能であるという点で、ストレス・コントロール、介入、治療の観点からも有用な要因である。

ストレスという言葉は、あまりにも広範に使われているために、その定義は大変に曖昧である。この節では①「ストレスとはなにか」を、歴史的なストレス研究の中から説明することで「社会心理的なストレス」を明らかにしていく。②そして「コーピング（coping）とはなにか」をラザルス（R. Lazarus）のストレス理論の枠組みから考えていく。③次に抑うつとコーピングの先行研究にふれ、④さまざまな研究の中の複雑で多様な要因を、整理統合することを試みたモデルを紹介する。⑤では、事例を通してコーピングを考えてみる。⑥まとめとして抑うつとストレスコーピングに関する現状と今後の課題および展開を考えたい。

2　ストレスとは

ストレス研究を歴史的に見ると、大きく分けて三つの流れがある。一つは生理的な立場であり、二つ目は社会環境的立場、そして三つ目が心理的立場である。焦点の当て方はそれぞれに異なるアプローチであるにもかかわらず、ストレスと疾患との関係を、「環境からの刺激が、個人の適応能力に負荷をかけたり適応能力を超越した結果、心理的・生物的変化が生じる」、それによって「個人は疾患の危険にさらされる」と認識している点では共通する［Cohen, Kessler & Gordon, 1995］。このように考えるとストレスのプロセスは①環境からの刺激、②状況をストレスフルであると見なす個人的・主観的評価、③刺激や評価に影響を受ける情動的・行動的・生物的な反応、の三つの構成要因に置き換えることができよう。そして、それぞれは前記の三つの立場から説明することができると考えられる。

(1) 生物学的モデル

生物学的モデルとは有害な環境的刺激に対して、個体が生命維持のために〝適応〟しようとするときの、生体の「一般化」された生理的メカニズムを説明するものである。

一九世紀後半、フランスの生理学者クロード・ベルナール（Claude Bernard）は生体の外部環境（湿度、温度など）が変化しても、生体内部の状態（体液、血液、リンパ液など）は影響を受けず、常に一定に保たれて、生体の健康を維持しようとする、生命体特有の現象があることを「内部環境」ということばで説明した［林、1990］。

また生理学者のキャノン［Cannon, 1932］はこの生命体特有の現象をさらに一般化して、ホメオスタシス（homeostasis）と名づけ、生命体内部のあらゆる部分で一定の均衡状態が保たれ、恒常性が維持される機能があることを報告した。さらに生体は危機的状況に反応するとアドレナリンの分泌を増進させることを明らかにしている。このことは現代の生物学的研究へと引き継がれて現在に至っていると言えよう。ベルナールとキャノンに続いて、セリエによって生理的ストレス研究の現代的理論の基礎が組み立てられた。

セリエ［Selye, 1936］は実験動物が生物的、物理的な有害刺激にさらされた時、どの個体にも共通に常に起こる全身的な変化を観察した。この変化を〝一般適応症候群〟（general adaptation syndrome）と名づけ、「警告期」・「抵抗期」・「疲弊期」の三段階で構成されること、抵抗期までは適応力が高められるが、最後の疲弊期では侵襲力の方が抵抗力を上回り、急速に死が訪れると考え、この変化を有害刺激に対して生体がとる「適応」のメカニズムであると考えた。

この一般適応症候群の時に働いている生体のメカニズムを「ストレス」と呼び、有害な刺激因子「ストレッサー」と区別した。ストレッサーとストレスを区別したこと、適応という概念を用いたこと、一様に起こる生理的反応を説明したという三つの点で、セリエは後に心理学的ストレス研究の関心を集めることになる。さらにセリエ自身、後年、有益ストレスと有害ストレスの概念を用いて、心理的社会的文化的ストレスにも言及してはいる。しかし、動物とは違い人間にとっての社会的・心理的環境要因の影響は複雑である。従ってセリエのストレス概念は生物学的に有害刺激（ストレッサー）と疾患発症のメカニズムを説明したものであると言えよう。

(2) 社会環境的モデル

社会環境的モデルは環境からの刺激（ストレッサー）としてのさまざまなライフイベントと疾患の発症との関連に焦点を当てた立場であり、ライフイベント研究に始まった。ストレッサーの測定方法や、ストレッサーの方向性、個人差を考えるか否かという点で、それぞれのアプローチには違いがあるが、ストレッサーは大きく分けて、三つの種類が考えられている。

一つはストレスフルなライフイベント、例えば、配偶者・家族の死、離婚、失業、定年退職、妊娠、転居、転職などである。二つ目は日常の生活上の混乱・日常の苛立ちごとというような日々変動する比較的些細なストレッサー。例えば、物をなくした、隣人ともめてしまった、家族の健康問題が生じた、上司と口論した、同僚の迷惑な喫煙、というようなストレッサーである。そして、三つ目が慢性的なストレッサーであり、密集・騒音・大気汚染といった環境ストレッサーや、ローンに追われている、支払いの滞り、経済的困難といった経済的ストレッサー、心臓血管系疾患や慢性疾患などの長期に持続する健康障害の状態、家庭・職場・学校などにおける役割ストレッサーなどがある。

歴史的に見ると、ライフイベント研究は一九三〇年代、精神医学者アドルフ・マイヤーに始まると言えよう。人間は生理的・心理的・社会的な総合体であり、生活環境とこの三つの側面との間に不調和が起こるときに、精神障害が誘発されると考えたマイヤーは、ライフチャート（患者の生活史）を記述するという方法を提唱した。マイヤーのライフチャートのアイデア、ライフイベントと疾患発症を関連づけたとらえ方は多くの研究に影響を与え、ウルフ（Wolff）そしてホームズ（Holmes）、レイ（Rahe）、マスダ（Masuda）へと受け継がれていく。彼らは、「人生（生活）に変化を」起こすような「この種の出来事」の強さ（magnitude）を測定することを試みた。尺度は修正を重ねて、社会的再適応評価尺度（SRRS：social readjustment rating scale［Holmes & Rahe, 1967］）に結実した。SRRSでは四三項目のライフイベントに適応に必要な困難度に従い、生活変化単位（LCU

：life change units）と呼ばれる重みづけがされており報告した重みの合計を、被調査者が環境から受けたストレッサーの強さであるとした［Holmes & Rahe, 1967］。

しかしこの方法では、①変化の強度に焦点が当てられ、個人的意味や対処の違いが説明できない。②稀な人生事件を取り上げている。③生活の変化がポジティブなものかネガティブなものかという質的な差異は含まれない、という三点において問題視されるようになる。そこで一九七〇年代にはいると、どのような経過を経て、イベントが起こったのかということを、文脈的背景を考慮にいれて、本人ではなく調査者がイベントの重大性を評価するインタビュー方法が開発された［Brown & Harris, 1978］。

現在使われている各種の、ライフイベント尺度はSRRS方式のチェックリストの尺度なのか、文脈的背景を考慮した尺度なのかによって大きく二つに区別される［Brown & Harris, 1989］。二つの違いは、チェックリスト法の変化——適応のとらえかたでは、ネガティブな変化だけでなくポジティブな変化もストレス体験に関連すると考える。他方インタビュー法は強い脅威となるストレッサーに焦点を当てており、ネガティブなイベントの報告のみに焦点を当てる。チェックリスト法では、一定期間内に体験された変化の総量からストレスの強度を算出するが、インタビュー法では身体的・精神的疾患の契機となる個々のイベントをストレッサーととらえている。チェックリスト法は持続的な症状をストレス反応としてとらえるが、インタビュー法では、たとえばうつ病や胃腸障害など、臨床的に重篤な精神障害や身体疾患の発症をストレス反応としてとらえる——のような相違点がある。

ストレス研究の本質的な課題は、さまざまな身体的・精神的健康状態に対するストレスフルなイベントの影響を明らかにすることであるが、短期間に複数のストレスフルなイベントを経験した場合の累積効果［McGonagleet al., 1990］や、日常生活の中で慢性ストレッサーにさらされながら、新たにストレスフルなイベントを経験した場合の連続的効果［Wheaton, 1990］にも関心が持たれている。一九八〇年代は関心が慢性ストレッサーによる長期的な健康障害の研究へと移行し、さらに些細な日常的なストレッサーが情緒面の健康や身体的な健康の双方に及ぼす累積的な効果が新たな注目を集めてきた。これらでは疾患の発症に関わる環境の性質を同定しようと試みられたが、研究の進展にともない、環境が健康に影響を与える動的なプロセスへと焦点が移ってきている。

(3) 心理学的モデル

ストレスの心理学的モデルは外部環境から受ける経験をそれぞれの個人がどのように認識して評価（organism's perception and evaluation）をするかという個人差のプロセスに重点をおいた立場である［Cohen et al., 1995］。

ある個人が自分自身と環境との関係を、そしてその意味をどのようにとらえているのかということと、自分自身の持ち合わせている対処能力（coping resources）が十分適切であるか否かという評価（evaluation）の両方が、ストレスであるか否かの評価（appraisal）に影響を与えるとする。このストレス評価（appraisal）の過程（プロセス）の説明に大きな影響を与えたのがラザルスらのストレス理論である。

3　ラザルスの理論

ラザルスのストレス理論は、三つの主要概念によって説明されている。「ストレス」、「認知的評価」、「コーピング」である。

(1)　心理的ストレス

心理的ストレスをラザルスらは「人間と環境との間の特定な関係であり、その関係とは、個人の資源(resources)に負担を負わせたり、個人の資源を超えたり、また個人の安寧(well-being)をおびやかしたりするとその個人によって評価されるもの」であると定義している[Lazarus & Folkman, 1984]。人間と環境との間の〃関係〃を強調しており、そこでは、個人の特質と、環境からの出来事の性質の両方の質を考慮にいれている。心理社会的なストレッサーが「認知的評価」の過程でその人自身の資源を上回る・超えると評価された場合に、はじめて心理的「ストレス」となるのであり、環境からの要請(出来事・ストレッサー)がストレスフルであるか否かは、その人自身の主観的な評価に依存する。ストレスフルだと評価したときに、自分自身の持ち合わせる力が十分であればストレスにはならないし、力量を超えるとその人自身が評価したときにはストレスとなる。ストレスを関係とプロセスの観点からとらえ、評価や対処過程を重視するものである。例えば、ある資格試験受験に臨む時、十分な準備を整えて自信があり合格を保障されている、そして自分が望んで受験をしている人にとっては、試験という出来事はストレスとはならないであろうが、準備が不十分で自信がまったくなく、その試験に合格しなければ職を追われるという人にとっては、非常なストレスとなる。

(2) 認知的評価

認知的評価とは「人と環境との間の特定の相互作用、または一連の相互作用が、なぜ、そしてどの程度ストレスフルであるかを決定する、主観的な認知の評価過程である」。認知的評価には一次的評価（primary appraisal）と二次的評価（secondary appraisal）の二つがある。一次的評価とは、個人がストレッサーをどうとらえるかによって、「無関係」・「無害─肯定的」・「ストレスフル」の三つの評価に分けられる。

①無関係とは、環境からの刺激（ストレッサー）が、その人自身にとって、何の意味も持たない場合にされる評価である。②無害─肯定的とは環境からの刺激（ストレッサー）が肯定的な情動によって特徴づけられる評価である。③ストレスフルとは環境の刺激によって、自分の価値・目標・信念などが「おびやかされている」とか「危うくなっている」と判断されるときになされる評価である。さらに、ストレスフルな評価は三つの種類に区別される。「害─損失」「脅威」「挑戦」である。

個人と環境の相互作用における一次的評価は、先行する二つの要件に影響を受ける。一つは、環境的な要因（緊急性、予測不可能性、新奇性、刺激の強度、刺激の持続時間、刺激の調整可能性など）であり、もう一つは個人的要因（信念、社会的地位、コミットメントの程度、パーソナリティ傾向など）である［Lazarus, 1999］。これらの要因はストレスを生むような可能性のある状況で、ストレッサーの影響を小さくしたり大きくしたりして、ストレスに対する情動的・行動的な反応に影響を与えたり、その出来事の処理や結果を変えるような媒介要因として働く。従ってそれらの要因はそれぞれの人に、多様な、そしてときには予測できないようなストレッサーとなる可能性をも秘めている。つまりある人にとってストレスとなることがらであっても他の人にとってはそうでないこともある。例えば、しっかりとした自尊心を持ち、挑戦や努力や向上心に価値を見出す人であれば、個人的、環境的な要因を含むストレスフルな出来事にも積極的にとりくむであろう。社会的、心理的、身体的に障害のある人であっても、その障害を克服すべき挑戦としてとらえ、状況を変えることに意味や目標を見出せるときには期待以上のことが実現するものである。

一次評価の過程で、ある刺激がストレスフルであると評価されると、対処が必要とされる。対処が必要であると評価されると、個人は自身の環境的・個人的資源を吟味して、その状況に対処できるかどうか、ストレスフルな刺激の影響を取り除いたり軽減できるかどうかを、評価する。この過程が二次的評価である。二次的評価とはストレスフルであると評価された状況にどう対処するかを検討する評価の過程であり、「どのような対処方法がとれるだろうか」、「その対処法で思ったとおりに成し遂げられそうか」、「その対処の手段を効果的に使えるだろうか」といったことを評価する過程である［Lazarus & Folkman, 1984］。

一次評価と二次評価の二つの評価は時間的な前後関係や重要度の違いがあるのではなく、内容に違いがあるのである。二つは相互に影響を及ぼしあっている。

(3) 心理的ストレスコーピングとは

心理的ストレスコーピングとは「個人の資源に負担をかけたり、個人の資源を超えると評価された外的内的要請を処理するために行う認知的行動的努力であり、その努力は常に変化するものである」「個人がストレスフルであると評価する、人間—環境の関係から起こっている要求と、そこから生じる感情とを、個人が処理していく過程のことである」[Lazarus & Folkman, 1984／Lazarus, 1999] と定義されている。ストレスコーピングには三つの特徴がある。

一つは絶えず変化している過程（プロセス）であるということ。二つ目は適応のために行われるということ。三つ目が意識的、主観的な努力であるということである。心理的ストレスやそこから生じた情動を調整・処理するための過程であり、このコーピングが適切で効果的（成功）であれば、心理的・身体的・行動的な健康の問題は生じないか、または程度が低くてすむと考える。

ラザルスらはコーピングを、情動焦点的コーピング（Emotion-focused coping）と問題焦点的コーピング（Problem-focused-Coping）の二つの種類に分けている。情動焦点的なコーピングは情動的な苦痛を低減させるためになされるものである。このコーピングには現在直面している厄介な問題から気をそらすために、問題を回避したり、たいしたことではないと最小化したり、問題から遠ざかったり注意をそらしたりする、肯定的な考え直しをしたり積極的な価値を見出そうと努力する、などというような方法が含まれている。直面する問題の解決法を考える、問題の意味を考えなおすなどのように直面する問題の直接的な解決ではなく、問題によって生起した情動の調整を目的としている。従って、情動焦点的コーピングはストレッサーに対する感情的な反応を調整することを目的にしており、このコーピングは個人と環境の相互関係の間では、個人に向けられたものである。

問題焦点的コーピングはストレッサーを変化させ統制しようとする。問題焦点的コーピングは、問題解決のために情報を収集する、計画を立てる、具体的に行動をおこすなどのように、ストレスフルな状況そのものを解決しようとする具体的な努力を意味している。このコーピングは個人と環境との相互関係を変化させることを目的としたものであり、外部環境に向けられるものと個人に向けられるものとの二つの側面が考えられる。ストレッサーに直面すると、人はさまざまな心身の反応を示し、解決のためのコーピング行動をとる。そしてコーピングの過程では、精神的成長や自己実現が促されると考えられるが、うまく対処できずに、ストレスが個人の限界を超えてしまうときには、「ストレス反応」としての抑うつや不安が生じることになる。

(4) コーピングの資源（coping resources）

コーピングのプロセスに影響を与える資源（原動力）には個人的要因と環境的要因の二つがあり、コーピングの有効性や有用性に関連している。これらは有効に働くこともあれば、妨害因子として働くこともある。個人的要因には健康とエネルギー、ポジティブな信念、問題解決能力、ソーシャル・スキル、職業、年齢、性別、能力、性格、過去のストレス体験への反応体験、家庭や、職場での地位・立場、価値観などが含まれる。

環境的な要因にはソーシャル・サポート、家族の感受性や支援、家族構成とその力関係、職場や家庭での社会的・文化的に見た心理体験、人間関係の影響、社会経済的状態、文化的習慣、興味の展開やその機会、などがあげられる。

以上、ラザルスらの理論にそって、説明を進めてきた。コーピングの研究は多くの研究者によってさまざまな展開が行われており、コーピングの分け方、種類も違っている。次にいくつかのコーピングと抑うつに関する研究を述べていく。

4 コーピングと抑うつに関連する先行研究

先行研究の中から、コーピングの方法と抑うつの関連を見てみると、エンドラーら[Endler & Parker, 1990a]は、課題優先コーピング（Task-oriented coping）、情動優先コーピング（Emotion-oriented coping）、回避優先コーピング（Avoidance-oriented coping）の三因子モデルを提唱し、ＣＩＳＳ（The Coping Inventory for Stressful Situations）の開発を行った。彼らは三二八名の若者を対象にして課題優先のコーピングと抑うつがネガティブに、情動優先のコーピングがポジティブに抑うつと関連したと報告している[Endler & Parker, 1990a]。さらに彼らはいくつかの他の研究のなかでも、課題優先コーピングと抑うつがネガティブに、情動優先コーピングが抑うつとポジティブに関連している、としている[Endler & Parker, 1990a／1990b]。エアーラインのパイロット一六七名を対象にした研究でも、情動優先のコーピングと抑うつがポジティブに関連していたとしている［Endler et al., 1993］。問題焦点的コーピング（problem-focuses coping）は抑うつの程度と反比例の関係にあるとの報告がある［Billing & Moos, 1984］。つまり、問題焦点的コーピングをとるほど抑うつが弱くなり、情動焦点的コーピングをとるほど抑うつが強くなる。

Rohede ら［Rohede et al., 1990］は、七四二名の高齢者を対象とした二年間にわたる、縦断研究を行った。その結果、現実逃避型のコーピングはその後の抑うつを予測していたとしている。Nolen-Hoeksema らは、情動焦点的コーピング（emotion-focused coping, Folkman, Lazarus, Moos, Billings ら）の中でも、繰り返し、消極的に不調な気分や身体の症状のことばかりに焦点を当てるような部分を反芻的コーピング（ruminative coping / rumination）と定義して、いくつかの研究で、抑うつとの関連を報告している［Nolen-Hoeksema et al., 1991／1993／1994／1999／2000］。モリソンら［Morrison & O'Conner, 2004］は、大学生を対象に二時点での縦断的な研究で、ストレスと反芻的コーピングの相互作用が抑うつを予測すると述べている。マクウィリアムズらは［McWilliams et al., 2003］、大うつ病性障害の外来患者二九八名を対象に、ＣＩＳＳを使って、人格傾向、コーピングと抑うつの関連を調べた。情動優先コーピングと神経質が、抑うつとポジティブに関連し、外向性の傾向は抑うつとネガティブに関連していたと報告している。Nezu ら［Nezu et al., 1989］は、レビューによって、うつ病の発症を、生活上の否定的な出来事、日常的な諸問題、問題解決によるコーピングとの相互作用だとした。そして、問題解決による対処法の結果が否定的（問題解決の失敗）であれば抑うつになりやすく、一方問題解決によって効果的な解決策が生まれるときには、否定的な感情状態が長期的に持続する可能性を低く見積もることができるとして、問題解決療法を提示している。

先行研究では、研究目的や領域、焦点の当て方、対象、コーピングの種類など、さまざまであり、結果にもばらつきがある。これはストレス過程が複雑で多様な要因を含み、多面的な研究がのぞまれる所以である。

このような点をふまえて、Moosら［2003］は、複雑さを整理して、統合的な社会的心理的概念の枠組みを提示する試みを行った。コーピングの過程、コーピングの様式、コーピングのスキル、これらを測定する尺度、人格的資源、社会的資源、適応機能の吟味、検討を行い、臨床実践への応用をも考慮に入れたモデルを提示している。

5 Moosらの心理・社会的ストレス統合モデル

このモデル（図1）は、環境システムに対するその人の知覚・認知が資源ともなりストレッサーともなる経験を生み出し、それは次にその人がどのようなコーピングをするかに影響を与え、最終的には、結果としての健康にも影響するという仮説に基づいて、五つの要因から構成されている。

(1)は、環境のシステムである。比較的安定した環境の状態、たとえば身体的健康、経済力、家族や友人との人間関係というような生活のストレッサーと社会資源が含まれている。(2)は個人のシステムである。自己効力感［Bandura, 1995］、首尾一貫性のある受け止め方

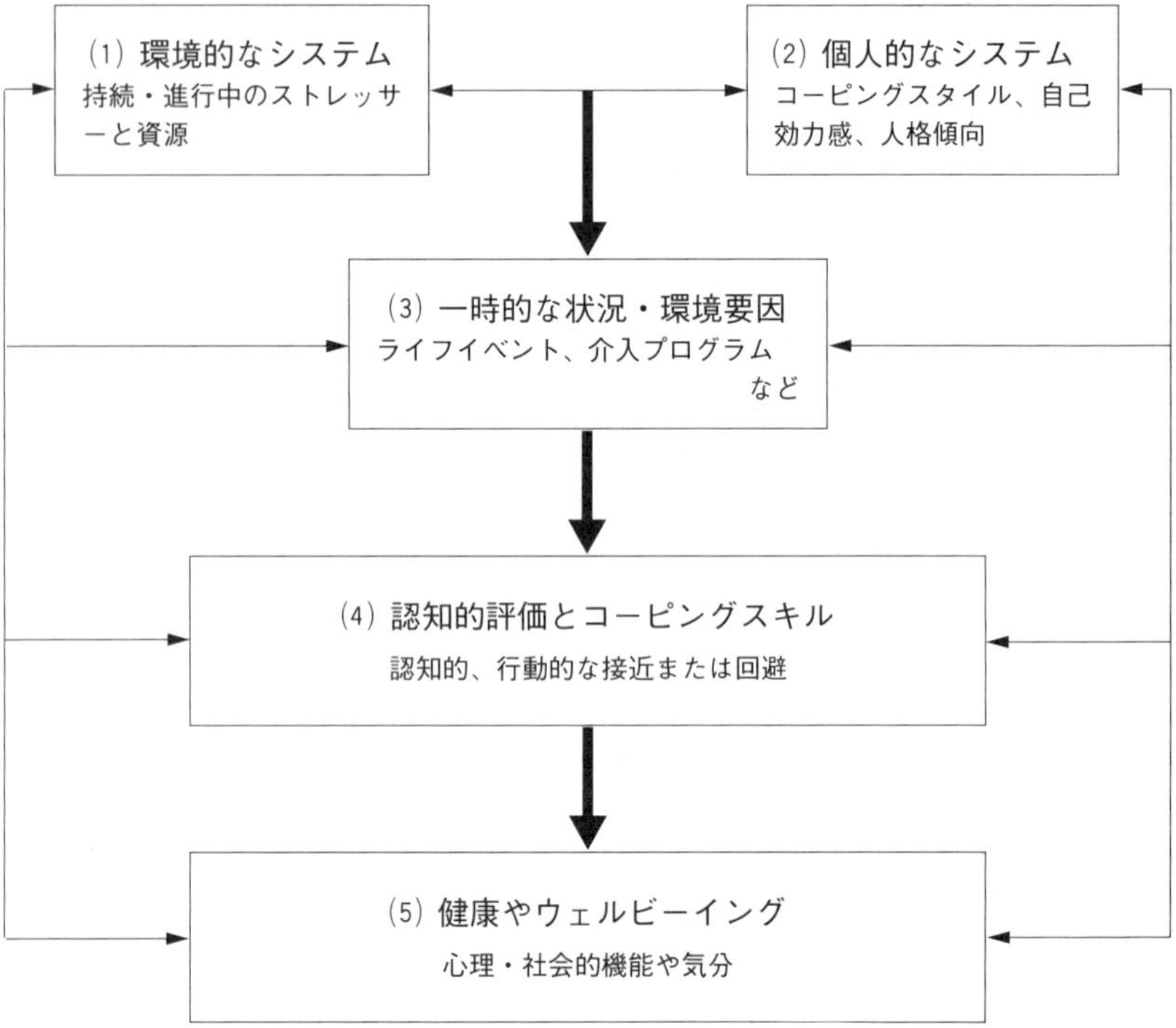

図1　Moosのストレスコーピング過程社会心理的統合モデル

[Antonovsky, 1987]、楽観主義的な傾向、認知的・知的能力というようなコーピングの選択を決定するような広範な人格特性と、経験への開放（openness to experience）、協調性（agreeableness）というような一般的な人格傾向とを含むものである。(3)は一時的な環境的状況、例えば新しいライフイベントや介入・治療のプログラムに参加するというようなことを含んでおり、ストレスフルな生活状況と社会的ネットワーク資源の両方を含んでいる。(4)は刺激に対する生体の反応プロセスを表しており、感情的反応に加えて認知的評価と行動的コーピング反応の両方が含まれる。これらの反応は結果としての健康に直接影響するものと見なされている。(5)は健康とウェルビーイングであり、個人の機能状態のレベルをあらわしている。(1)環境システムと(2)個人システムとは、言い換えると、個人の外的内的環境の社会構造的・文化的・心理的・身体的な特徴である。(1)、(2)、(3)は、(4)の要因に影響し、また影響を受ける。図全体を通して最終結果変数の健康に対する直接的・間接的影響だけでなく、変数同士のフィードバックや双方向性の影響も含まれるとしている。

Moos の中心となる課題は、「たいていの人々は、困難な状況に遭遇してもどうにか納得できる解決策を生み出し、また、圧倒的な逆境に直面してもなんとか処理をし、生き残るだけではなく成長さえする人がいるが、そのメカニズムはどうなっているのだろうか」ということであった [Moos, 1984]。精神科治療環境の研究、高校生や大学生の生活集団における学習環境、保健医療環境、仕事環境、家庭環境などの研究を通じて、治療論、健康論をも含めた、ダイナミックな社会的・心理的統合理論の概念化を試みたものと言えよう。

6　事例を通しての概念の説明

【ケース】A子さん、二二歳、大学四年生。

大学四年生になった五月の連休明け、ゼミのクラスで、卒業論文の制作について一人ずつ報告するように担当の教授に言われた。突然のことであったが自分以外の学生は皆テーマと研究計画、進行状況の報告をした。彼女だけは、まだ何をするかも、したいかも決まっていなかった。小さなクラスだが話をするような親しい友人はいない、教授とも直に話をしたことは一度もなかった。

同じ頃、学外で参加していた音楽活動も行き詰まっていた。自分は人間関係が苦手であり、学業にも音楽にも自信がない。実家から離れて単身アパート住まいである。大学に行かなくなり、眠れない、食事も不規則になり体重は四キログラム減った、涙が出てしかたがない、電話をした母親が、様子のおかしいことに気がつき実家へ連れ戻したが、大声で泣き喚く、物を投げるなどが続き受診となった。その後は、自宅で休養を取りながら、ゼミの時だけ登校し、その機会には必ず教授に会って、卒論の進行を報告すること、次のゼミまでの課題をもらうことを実行していった。もし期限までに間に合わなければ、留年も親が同意をすることで将来の漠然とした不安もなくなった。

このケースでは、ゼミのクラスでの出来事は脅威ととらえられ、ストレスが生じたと一次評価をした。二次評価には怒りと否定があげられる。自分は学業も音楽も何もできない、何から手をつけてよいかわからないと自分を責め、自分には処理できないととらえた。情動優先のコーピングが有意になり、問題優先コーピングを効果的に使えなかった。その結果、気分や行動上の反応が起こった。症状の理解をし、自分に起こっていることを、整理し理解することで再評価がなされ、脅威は挑戦へと再評価された。自宅で休養をとる、父母に気持ちを聞いてもらう、テレビや映画を観るというように情動優先コーピングが有効に働くようになり、卒論に焦点を当て、行動の方針をたて実行し努力をすることで、何を優先すべきかがはっきりとし、問題優先コーピングも効力を発揮し改善に至ったといえる。

このケースでのコーピング資源は家族の理解と援助、自宅の経済的状況、ゼミの教授の援助、コーピングを妨害する因子は友人関係が希薄であること、単身での生活、期限のある卒論のプレッシャーなどがあげられよう。

7 結論

概観してきたように、心理的ストレスコーピングの過程は大変複雑で多面的である。しかし、この過程の検討は、意識化ができること、変容が可能であること、環境との関係性を資源として使えるという三点において、治療、介入に有効性・有用性を発揮するだけでなく、ウェルビーイングの視点からも有望であると考えられる。

今後のストレスと抑うつの研究には、先行研究や臨床結果をふまえた、ストレスと情動の定義の明確化、コーピングプロセスに関するより多くの因子の多変量的な研究、そして社会的・心理的・生理生物的な統合理論モデルの検討が期待される。

さらに、認知的評価の過程、コーピングの過程を意識化して明らかにし、環境と自分自身の資源を吟味して、有効にその関係性を動員する。そして有効なコーピングスキルを選択し、コーピングを柔軟に変えていく。それによって、ストレスを低減したり、ストレスをコントロールしたり、ストレスに対する自己の耐性を強化して、抑うつに代表される、情動的・行動的・機能的なストレス反応を調整することが可能になると考えられる。

過酷な状況におかれてもなお、ストレッサーに積極的な影響を受け、みごとなコーピングをし、能力を発揮する子どもたちの報告［Blom et al., 1986］や、健康生成論の中で、健康要因とそのメカニズムという観点からストレスコーピングを取り上げた考察［Antonovsky, 1987］などに見られるように、ストレスフルな状況に直面したり、それに適応しようと努力することで、個人的な成長や、生活目標の再設定、生きることの意味の確認などの肯定的な結果がもたらされ、自己評価や自己効力感、自己存在感が増すというような、積極的な側面があきらかになりつつある。この種のストレスコーピングの効果に関する研究には、今後大きな期待が寄せられるであろう。さらに、臨床精神医学、臨床心理学、社会心理学、基礎医学、生物学、生理学、脳科学、を含めた広範な統合が将来期待されるものである。

（鹿井典子）

引用・参考文献

Antonovsky, A. 1987 *Unraveling the mystery of health : How people manage stress and stay well.* Jossey-Bass Publishers.（山崎喜比古（訳） 2001 『健康の謎を解く』有信堂）

Bandura, A.（Ed.） 1995 *Self-efficacy in changing societies.* Cambrige University Press.（本明寛・春木豊・野口京子・山本多喜司（訳） 1997 『激動社会の中の自己効力』金子書房）

Billings, A. G. & Moos, R. H. 1984 Coping, Stress, and social resources among adults with unipolar depression. *Journal of Personality and Social Psychology,* 46,877-891.

Blom, G. E., Cheney, B. D. & Snoddy, J. E. 1986 *Stress in childhood : An intervention model for teathers and other professionals.* Teathers College, Columbia University.（野口京子（訳）1994 『児童期のストレス　その理解と介入モデル』金子書房）

Brown, G. W. & Harris, T. O. 1978 *Social origins of depression : A study of psychiatric disorders in women.* New York : Free Press.

Brown, G. W. & Harris, T. O. 1989 *Life events and illness.* New York : Guilford Press.

Cannon, W. B. 1932 *The wisdom of the body.* New York : W.W. Norton.

Cohen, S., Kessler, R. C. & Gordon, L. U. 1995 *Measuring stress : A guide for health and social scientists.* Oxford University Press, Inc.

Endler, N. S. & Parker, J. D. A. 1990a *Coping inventory for stressful situations (CISS) : Manual.* Toronto : Multi-Health Systems, Ins.

Endler, N. S. & Parker, J. D. A. 1990b The multidimensional assessment of coping : A critical evaluation. *Journal of Personality and Social Psychology,* 58, 844-854.

林　峻一郎（編訳） 1990 『ストレスとコーピング　ラザルス理論への招待』星和書店

Endler, N. S., Parker, J. D. A. & Butcher, J. N. 1993 A factor analytic study of coping styles and the MMPI-2 Content Scales. *Journal of Clinical Psychology,* 49, 523-527.

Holmes, T. H. & Rahe, R. H. 1967 The social readjustment rating. *Journal of Psychosomatic Research,* 11, 213-218.

小杉正太郎 編著 2002 『ストレス心理学』川島書店

Lazarus, R. S. 1999 ***Stress and emotion : A new synthsis.*** London : Free Association Books.

Lazarus, R. S. & Folkman, S. 1984 ***Stress, appraisal and coping.*** New York : Springer.（本明 寛・春木豊・織田正美（訳） 1991 『ストレスの心裡学』 実務教育出版）

McGonagle, K. A. & Kessler, R. C. 1990 Chronic stress, acute stress, and depressive symptoms. *American Journal of community Psychology,* 18, 681-705.

McWilliams, L. A., Cox B. J. & Enns, M. W. 2003 Use of the coping inventory for stressful situations in a clinically depressed sample : Factor structure, personality correlates, and prediction of distress. 59, 423-437.

Moos, R. H. 1984 Context and coping : Toward a unifying conceptual framework. *American Journal of Community Psychology,* 12,5-25.

Moos ,R. H. & Holahan, C. J. 2003 Dispositional and contextual perspectives on coping : Toward an integrative framework. *Journal of Clinical Psychology,* 59, 1397-1403.

Morrison R. & O'Connor R. C. 2004 Predicting psychological distress in college students : The role of rumination and stress, *Journal of Clinical Psychology,* 61, 447-460.

Nezu, A. M., Nezu, C. M. & Perri, M. G. 1989 ***Problem-solving therapy for depression.*** John Wiley & sons, Ins.

Nolen-Hoeksema, S. 1991 Responses to depression and their effects on the duration of depressive episodes. *Journal of Abnormal Psychology,* 100, 569-582.

Nolen-Hoeksema, S. 2000 The role of rumination in depressive disorders and mixed anxiety/depressive symptoms. *Journal of Abnormal Psychology,* 109, 504-511.

Nolen-Hoeksema, S. & Davis, C. G. 1999 "Thanks for sharing that": ruminators and their social support networks. *Journal of Personality and Social Psychology,* 77, 801-814.

Nolen-Hoeksema, S. & Larson, J. 1999 *Coping with loss.* Mahwah, NJ : Erlbaum.

Nolen-Hoeksema, S., Morrow, J. & Fredrickson, B. L. 1993 Response styles and the duration of episodes of depressed mood. *Journal of Abnormal Psychology,* 102, 20-28.

Nolen-Hoeksema, S., Parker, L. E. & Larson, J. 1994 Ruminative coping with depressed mood following loss. *Journal of Personality and Social Psychology,* 67, 92-104.

Rohde, P., Lewinsohn, P. M., Tilson, M. & Seely, J. R. 1990 Dimensionality of coping and its relation to depression. *Journal of Personality and Social Psychology,* 58, 499-511.

Selye, H. 1936 A syndrome produced by diverse nocuous agent. *Nature,* 138, 32

Wheaton, B. 1990 Life transitions, role histories and mental health. ***American Sociological Review,*** 55, 209-22.

うつ病の薬物療法

大坪天平

うつ病治療の中心になるのは、静養、薬物療法、精神療法（支持的精神療法、[*1]認知療法、[*2]対人関係療法など）[*3]である。薬物療法は五〇年ほど前から始まったもので、主に抗うつ薬を用いる。

抗うつ薬は、古い順番に、三環系抗うつ薬、[*4]四環系抗うつ薬、[*5]選択的セロトニン再取り込み阻害薬（SSRI）、セロトニン・ノルアドレナリン再取り込み阻害薬（SNRI）などがある。このうちSSRIとSNRIは、日本では一九九九年以降になって登場した新しい抗うつ薬である。これらは安全性が高く、従来の三環系抗うつ薬や四環系抗うつ薬では副作用（特に抗コリン作用）[*6]が強く出てしまい、治療しにくかった患者にも十分な投与量の維持が可能となっている。

抗うつ薬による薬物療法は、うつ病の70〜80％に有効であるが、逆に言うと抗うつ薬によって改善しない患者も20〜30％いる。投与した抗うつ薬だけで聞かない場合には、他の抗うつ薬に変更したり、別の種類の薬を併用したりする。別の種類の薬とは、炭酸リチウムやバルプロ酸ナトリウムなどの気分安定薬といわれるものである。

ここで、日本の精神科薬物療法研究会（JPAP）が作成した、軽症・中等症[*7]のうつ病に対する標準的な治療手順を示していく。

DSM-Ⅳにおいて大うつ病性障害の軽症・中等症と診断された場合、第一選択薬は、SSRIのフルボキサミンとパロキセチン、SNRIのミルナシプランの三剤で、この中から一つを選ぶ。JPAPの治療手順にはまだ入っていないが、二〇〇六年七月にSSRIのセルトラリンが上市されたので、実際には四剤から一つを選ぶことになる。抗うつ薬は、本来の抗うつ効果を発揮するまでに少なくとも二〜四週間かかるため、初期用量（なるべく低用量から開始）をこの期間継続していく。また、ベンゾジアゼピン系抗不安薬（BZ）を併用することもある。抗うつ薬とBZの併用療法は、治療初期四週間までは有用性があると言われている。しかし、それ以上になると、BZによる依存（臨床用量依存）*8、脱抑制、筋弛緩作用などが問題となるので、BZを漸減し抗うつ薬だけにすることが推奨されている。初期用量で無効の場合、さらに用量をあげて二〜四週間経過を見ることになる。それでも効果がない場合は、別の抗うつ薬に変更するが、二種類目以降の抗うつ薬の選択には、三環系抗うつ薬や四環系抗うつ薬を含めて選択する。抗うつ薬の副作用などで十分な抗うつ薬が使用できなかったり、効果はあっても不十分な場合などは、抗うつ薬効果増強療法を選択することができる。これには、先述の炭酸リチウム、バルプロ酸ナトリウム、甲状腺ホルモンなどを併用する。

抗うつ薬は、一度使用を開始すると、約半年〜一年は継続療法を行ったほうが良いと言われている。それは、それより短い期間で服薬を中断すると、うつ病の再燃や再発*9の危険性が高くなるからである。また、患者さんが生まれて初めてうつ病になった場合、抗うつ薬を中止して再発する確率は50％と言われている。つまり、初めてのうつ病の場合は、半年〜一年服用した後であれば、一旦服薬を中断してもかまわないと考えられているのである。しかし、うつ病を二回経験した人が、服薬を中断すると再発する確率が75％以上、三回経験した人が中断すると90％以上の確率で再発すると言われている。うつ病になると、明らかに生活の質が低下するので、何度もうつ病を経験した人は、基本的には服薬を中断しないほうが良いだろう。

*1　支持的精神療法　説明・説得・助言などにより、問題の解決を援助するとともに、患者さんへの共感を持ち、受容的に接することで、その不安・緊張・恐怖などをやわらげるもの。

*2　認知療法　米国のアローン・ベックの開発した方法で、考え方やものの見方（認知）を変えることにより、情緒状態を変えるというもの。

*3　対人関係療法　米国のジェラルド・クラーマンらが開発した方法で、人間関係が心身の状態に大きな影響を与える点に着目した短期精神療法。対人関係の問題を整理し、それを変えていくことでうつ病を治療する。

*4　三環系抗うつ薬　イミプラミン（トフラニール）、アミトリプチリン（トリプタノール）、ノルトリプチリン（ノリトレン）、クロ

ミプラミン（アナフラニール）、アモキサピン（アモキサン）など。

＊5　四環系抗うつ薬　マプロチリン（ルジオミール）、ミアンセリン（テトラミド）、セチプチリン（テシプール）、トラゾドン（レスリン／デジレル）。

＊6　抗コリン作用　口渇、便秘、排尿困難、霧視など。

＊7　軽症・中等症　DSM-Ⅳの基準によれば、重症はその症状により社会的機能や活動、人間関係が著しく障害されている状態で、軽症は社会的な機能障害は軽度で、中等症は、軽症と重症の間にある。

＊8　臨床用量依存　耐性により服薬量が漸次多くなるわけではないが、服薬を急に中断すると、反跳性不眠や不安が生じるというもの。

＊9　再燃や再発　完全に寛解に至っていない段階で症状が悪化することを再燃といい、寛解後の症状悪化を再発という。

（おおつぼ・てんぺい　昭和大学）

第2節　抑うつとパーソナリティ

1　はじめに

抑うつとパーソナリティの関係性については、古くから精神科医、心理学者の関心を引いてきた精神医学におけるきわめて重要な関心事であると言える。臨床経験を多く持つ専門家の代表的な意見として、抑うつになりやすい人は、「まじめで頑張り屋」、「完璧主義」の性格の人が多い、とよく言われる。しかし、実際にそうなのだろうか。抑うつ症状（ここでは、大うつ病）を経験したことのある人のうち、精神科の専門家の治療を求める者は10％～15％前後である、という報告がある（例えば、［Dew et al., 1988／藤原、1995／Wang et al., 2005］など）。このようにうつ病を経験しても、実際には80％以上もの方が臨床場面に訪れていないことになる。すると、臨床場面での抑うつとパーソナリティの関連性の研究のみで、抑うつ症状の原因やさまざまな要因との関連性を語るのは不十分と言わざるをえない。うつ病を経験しても、専門家に治療を求めない人の中には、「まじめで頑張り屋」でもなく、「完璧主義」でもない人も多くいる可能性がある。さらに「まじめで頑張り屋」でもなく、「完璧主義」でもないけれどうつ病になりやすいパーソナリティの人もいるかもしれない。

さて、一般的には、抑うつとパーソナリティには何らかの関連性がある、と考えられることが多い。しかし、臨床現場の患者だけでなく、コミュニティの中の一般的な人々を対象とした研究でも、具体的にどのような関連性があるのか、ということになると実は現在でも諸説があり、コンセンサスは得られていない。さらに、パーソナリティそれ自体についても諸説があり、完全にコンセンサスが得られたパーソナリティ理論は現在のところ存在しない。このように混沌とした状態にある抑うつとパーソナリティの関連性における問題点を明らかにするためにも、まずはケースを用いて両者の関係を考えてみたい。

2　抑うつ症状とパーソナリティ

【ケース1】

Aさんは、しばらく前から大学の友人たちからの遊びの誘いも断り、一人で過ごすことが多くなった。もともとそれほど社交的ではなかったが、以前と比べても一人でいることが多いと自分でも思っている。その上、好きではじめていた心理学の勉強に身が入らなくなり、授業や本などで新しい発見をしても、以前のように「面白い」と思わなくなってきた。最近ではカウンセラーになりたいという将来への目標も、だんだんとはっきりしなくなってきた。大学に行ってもひとりで過ごすことが多く、授業も面白くなく、大学に行くこと自体が苦痛になってきて、何をやっても楽しくなく、憂うつな気分が続いている。このままでは駄目だと思うのだけれども、自分ではどうしようもなく、自分でも情けなく思えてきてしまう。こんな状態が続くのなら、自分なんかいてもいなくても変わらないと思うし、それならこのまま消えてなくなりたい、と思うようになってきた。でも同時に、なんとかしたいという気持ちもあり、大学にも行かずに、ひとりで家の中でただただぼんやりと結論がない考え事をずっと続けてしまうことも多くなった。そして夜も眠れなくなってきて、朝方になってから寝るので、朝は起きられなくなり、ますます大学から足が遠のいた。

パーソナリティの一般的な考え方に、遺伝の影響を受けやすく比較的変化しにくいと考えられる「気質」と遺伝の影響が少なく比較的変化したり成長したりしやすいと考えられる「性格」がある。このケースで言えば、「もともとそれほど社交的ではなかった」という特徴は気質と考えることができる。それに対して、「将来への目標も、だんだんとはっきりしなくなってきた」というところは、自分の目標が定かではないという性格と考えることもできる。さらに、「何をやっても楽しくなく」、「憂うつな気分が続いている」、「消えて無くなりたい」、「夜も眠れない」、「朝は起きられない」は、抑うつの症状と考えることができる。

しかし、改めてこのケースを眺めてみると、抑うつ症状があるようになってから社交的でなくなったり、自分の目標を失ったりする、ということはありえる。つまり、元々のパーソナリティ特徴が影響して抑うつ症状を呈するようになったとも考えられるし、何らかの理由で抑うつ症状が生じた後で、抑うつ症状がパーソナリティに影響を与えたとも考えられるのである。従って、何らかの研究で、抑うつ症状とパーソナリティを同時に測定していても、その因果関係がどうなっているのかわからないという重要な問題が残ってしまうのである。

そこで、まずこの複雑な抑うつとパーソナリティの関係についての優れたレビュー論文を紹介しておきたい。アキスカルら［Akiskalet al., 1983］は、抑うつとパーソナリティの関連性について、以下のように五つの可能性を示唆している。

①素因としてのパーソナリティ
②修飾するものとしてのパーソナリティ
③合併症としてのパーソナリティ
④抑うつの弱められた表現型としてのパーソナリティ
⑤直交する（すなわち、関連性がない）次元としてのパーソナリティ

このように抑うつとパーソナリティには、複雑な関連性があると考えられる。この報告をふまえて、佐藤・上原［1995］は、アキスカルら［1983］の⑤についての可能性に触れながらも、やはり何らかの関連性があることを多くの研究論文の文献レビューに基づいて結論づけ、以下の四つの側面からこの関連性を詳細に検証している。

①抑うつのパーソナリティ評価への影響
②抑うつの病前性格としてのパーソナリティ
③抑うつを経たことによるパーソナリティの変化

④抑うつの予後に影響するパーソナリティ

後にケースを交えながら、佐藤・上原［1995］の報告を紹介していくが、このように抑うつとパーソナリティには複雑な関連性があることが示されているのである。

3　抑うつに関連するパーソナリティ理論

ここでまずは、よく知られているパーソナリティの理論について説明する。非常に多くのパーソナリティ理論があるが、最近の研究でよく用いられているのは、実際に研究する際に便利な「質問紙」で測定できるものである。それらのうち、抑うつと関連して特によく用いられるパーソナリティの特性としては、「神経症傾向」、「損害回避」があげられる。「神経症傾向」は、ＥＰＳなど（ＥＰＳ：Eysenck Personality Scales［Eysenck & Eysenck, 1991］、他に、ＥＰＱ、ＥＰＩ、ＭＰＩもある）のアイゼンクが開発した尺度、あるいはコスタとマックレー［Costa & McCrae, 1988／1992］が、最先端の統計手法を用いて開発し、ビッグ・ファイブ理論の基となった尺度であるＮＥＯ（NEO Personality Inventory［Costa & McCrae, 1992］）によって測定されることが多い、パーソナリティの特性の一つである。パーソナリティの研究で、国際的に最も頻繁に用いられている尺度が、ＮＥＯでもある。

アイゼンクが開発した尺度では、下位尺度として精神病傾向、神経質傾向、外向性の三つの次元を想定している。元々は精神疾患患者のパーソナリティを記述する目的で開発されたものであるが、後に一般の人々にも用いられるようになった。かつての精神医学には、精神疾患を理解不能で原因が特定できない内因性の「精神病」と理解可能で原因がストレスなどの心因性の「神経症」の二つに分ける考え方があった。そしてさらに、このどちらにも分類されないものを「境界例」と呼んでいた。例えば、同様の「うつ病」であったとしても、原因不明なものを内因性うつ病と呼び、原因がある程度特定できるものを心因性うつ病と呼ぶ、というように原因によって二分していた。現在DSM（Diagnostic and Statistical Manual of Mental Disorder）では、原因論を問わず、症状を診断の材料として疾患分類がなされており、「精神病」、「神経症」の分類はしていない。「境界例」については、後に詳述するパーソナリティ障害ととらえ直されるようになってきている。

　コスタとマックレーが開発したNEOの下位尺度には、Neuroticism, Extraversion, Openness to experienceがあり、それぞれの頭文字が命名のもとになっている。神経症傾向と外向性の名称は、アイゼンクが開発した尺度と共通している。後の三つの下位尺度はそれぞれ、「開放性」、「誠実性」、「勤勉性」で、この五つの視点でパーソナリティを記述できるというのがビッグ・ファイブ理論である。しかし、何故五つになったのかは、自己記入式の質問紙の統計値を因子分析したら五つになったということ以上の説明はなされていない。人が人を認識する際にこの五つの視点から認識しているのであり、進化心理学的に、人の生存においてこの五つの視点が重要であったのであろうという推測がある（例えば、[Segal & MacDonald, 1998]）。

「損害回避」は、クロニンジャー［Cloninger, 1993］によって開発されたTCI（Temperament and Character Inventory）によって測定されるパーソナリティの一つの特性である。

ＴＣＩは、クロニンジャーが、マウスの行動の個体差に関与する神経伝達物質に注目して開発した尺度である。マウスの行動の個体差と関連するドーパミン、セロトニン、ノルエピネフリンの三つの神経伝達物質に注目して、パーソナリティのうち、気質として三つの下位尺度が開発されている。それは、「新奇性追求」、「損害回避」、「報酬依存」である。「新奇性追求」とは、車で言えばアクセルにあたるものであり、「損害回避」は、ブレーキにあたるものである。この二つの行動特性を「報酬」に依存することで自動的に調整する働きを持つと想定されているのが、「報酬依存」である。他者や何らかの物質で報酬になりうるものに依存することで自分の行動をコントロールしようとする特性である。

さらにクロニンジャーは、遺伝子の影響が相対的に少ない特性として性格を想定し、性格尺度として、「自己志向性」「協調性」「自己超越性」の三つの下位尺度を新たに開発した。「自己志向性」は、個人における性格の成長を想定している。自分が選択した目的や価値観に従って、状況に合う行動を自らコントロールし、調節する能力のことである。さらに、「第二の天性」を啓発することをも想定している。「第二の天性」とは、自らの目標と価値観を明確にすると顕在化する性質である。第二の天性を啓発すると、自分が本来持っている性質を超え、自らの目標と価値観に添った行動を、抑圧された葛藤を感じることなく自発的にできるようになる、と想定されている。「協調性」は、社会における性格の成長を想定し、他者を受容、共感し、他者に対して純粋な良心を持ち協力できる特性を想定している。「自己超越」は、個人や社会を超えた存在における成長を想定し、霊的経験の受容や自己や社会を超えた存在との一体感を想定している。基本的に、気質に比べて、性格は成長したり変容したりすると想定されている。

4　抑うつとパーソナリティの関連性に関する研究

ここでは、佐藤・上原［1995］の報告に添って、①抑うつの病前性格と、②抑うつのパーソナリティ評価への影響について、ケースを交えながら説明する。

【ケース2】

Bさんは、幼い頃から、勉強ができるほうだったためか、自分のまわりから、からかわれたり、いじめられたりということはなかった。でも、自分から積極的に友達を作ったりはできなかったので、ずっと寂しい思いをしていて、仕方がないので勉強だけはしっかりとやっていた。そのお陰か、大学は希望の大学に進学することができた。自分の周りの学生達は、何だか自分よりも優秀そうな人ばかりに思えた。大学入学当初は、沢山のサークルの勧誘があったけれど、田舎から都会に出てきたばかりで生活にも落ち着かず、勧誘も断り続けていた。しばらくして、都会の生活や大学の授業にも慣れ始め、少し余裕ができ始めた。それで、今までの自分の生活を考え、せっかく大学に入ったのだから今度は勉強ばかりではなく、友達もつくらなければ、と思い始めた。ところが、サークルの勧誘は四月でほとんど終わってしまっていて、あの騒がしいほどのサークルの勧誘がぱったりとなくなっていた。仕方がなく、かなり思い切って、前に勧誘してくれた上級生の携帯電話に電話をしてみたら「え、うちのサークルに入りたくなかったんじゃないの？　まあいいか。今からうちの部室に来てみる？」と言われた。何だか、あんまり歓迎してくれている雰囲気ではないことはわかったけれど、勇気を出してお昼休みにサークルの部室に行ってみた。誰が一年生だか、上級生だか分からないくらい、とても仲の良さそうな雰囲気で、皆楽しそうにしていた。するど、「えっ、なに？　誰に会いに来たの？　あ、その先輩なら今日はたぶん来ないよ？　どうする？」と入り口近くにいた人に言われた。「どうする？」と聞かれて少し迷った後、「じゃあ、帰ります」と言ってしまった。

自分としては、かなり勇気を出して頑張ってみたつもりなのに、何だかうまくいかなかった。それに、四月からサークルに入っているらしい他の一年生達はすでに仲が良くなっていて、今から自分が入ってもなんだか居場所がないような気がした。大学に入るまでも、ずっと一人でいるのに慣れていたので、自分以外の人たちが楽しそうにしているのを見るのは慣れているつもりだったけど、何故か今度ばかりは、気が滅入ってしまった。「どうして、みんなはあんなに楽しそうにしてられるんだろう。どうして自分はこんなに寂しいのだろう。どうして、四月に勧誘されたときに素直にサークルに入らなかったのだろう」と、考えることは暗いことばかりで、落ち込むばかり。もともと自分は友達が多い方ではなく、気が弱くて、すぐに自分の行動にブレーキをかけてしまう。なんて自分は駄目なんだろうと思ってしまった。

このケースでは、大学一年生の入学したての頃に多くの人が経験しやすい出来事を紹介した。このケースの中で、Bさんが、自分のことを「もともと気が弱くて、自分の行動にブレーキをかけやすい」と言っているが、本当に「もともと」なのだろうか。抑うつ症状になってから、自分のことを気が弱いとか、思うようになっただけではないだろうか。さらに、気が弱いとか、自分の行動にブレーキをかけやすい人が本当に抑うつになりやすいのだろうか。

抑うつとパーソナリティの関係の研究では、抑うつを経験した人の自己記入式のパーソナリティテストの結果をもって、抑うつを経験する人には「神経症傾向」とか「損害回避」の傾向が高い、とすることがある。しかし、もともとのパーソナリティの影響で抑うつになりやすいのか、抑うつ状態の時に自分のパーソナリティをネガティブに評価しやすいのかをかつては、あまり考慮に入れていなかった。

まず、もともとのパーソナリティ、つまり、抑うつの病前性格として最も多く研究されているのは、「神経症傾向」である。多くの研究において、「神経症傾向」が、抑うつの病前性格を特徴づけていることが繰り返し確認されている。しかし、「神経症傾向」は、他の精神疾患や心身症などの患者との関連性もあり、幅広い疾患を特徴づける非特異的なパーソナリティ傾向である。従って、「神経症傾向」が抑うつの病前性格として特に特異的なものではない可能性が強い、とされている。

また、抑うつ状態の時にパーソナリティをネガティブに評価しやすいという影響について最初に研究されたのは、コッペンら［Coppenet & Metcalfe, 1965］である。彼らの報告によると、うつ病患者に対して、急性期および寛解時に「神経症傾向」を二回施行したところ、一回目に比べて二回目に有意に低下していた。抑うつの程度が重いときに、パーソナリティ評価に影響があった、という結果が得られたのである。こうした影響を克服する試みとして、ケンデル［Kendell et al., 1968］は、うつ病の入院患者に対して、パーソナリティを測定する際に、現在の病的状態を無視し普段の自分について回答するように求めた結果、普段の自分について回答するように求めなかった場合と比べて、「神経症傾向」が有意に低かった、という結果が得られた。この結果、普段の自分について回答することを求めることで、抑うつのパーソナリティ評価に対する影響を避けられるというコンセンサスが得られつつあった。しかし、その後行われた研究では、そのような指示を加えてもなお、パーソナリティの評価への影響がありうることが示されている。

佐藤・上原［1995］の結論は以下の通りである。1.「神経症傾向」の高さは、抑うつ症状だけではなく、不安症状と共存することが多いという研究があることから、「神経症傾向」は、抑うつの病前性格ではなく、抑うつの一種の症状である可能性がある。2. 抑うつの存在によって、パーソナリティの評価を歪めてしまう可能性が強い。

パーソナリティと抑うつの関連性を考える上で、抑うつのパーソナリティ評価への影響は無視することができず、研究においては何らかの方法で統制すべきであり、過去の研究を参照する際には、この点をどのように工夫しているのか注意する必要があるのである。

5　抑うつを経験した後のパーソナリティ

ここでは、佐藤・上原［1995］の報告に添って、③ 抑うつを経たことによるパーソナリティの変化と、④ 抑うつの予後に影響するパーソナリティについて、ケースを交えながら説明する。

【ケース３】

Cさんは、入社三年目の今年になってから、今の仕事を転職することを考え始めた。そこで、転職するためにまずは情報を集めようと考え、自分が転職したいと考えた業界や会社のことを調べ始めた。そうすると、自分が思っていた以上によさそうな会社がたくさん見つかり、早速資料を取り寄せ、もう自分が転職できたかのように感じ始めて、なんだか嬉しくなってきた。

ところが、実際に面接を受けてみると、「どうして、転職してみようと考えたのですか」、「あなたが今の会社に入ってからどのようなことを身につけましたか」、というような同じような質問をどの会社の面接でも聞かれ、その度に、うまく答えられなかった。自分が転職をしたいと考えたのは、今の会社の仕事が面白いと思えないからで、転職できたら何となく楽しくなるのでは、くらいにしか考えていなかった。今の会社に就職してからも、特に何か新しく身につけた技能もなく、自分が何か積極的に動いて今の会社の中で仕事をしていることはなく、いつでも指示を受けた仕事をこなしているだけであった。自分にはそれなりの学歴があるから、最初の就職活動のときのように簡単に転職もできると思っていたが、甘かったようだ。実際、面接を受けた会社からは全て不採用の連絡があった。

何とかなるだろうと軽く考えて受けた転職の面接で全て不採用になってしまい、会社に入ってから自分がしてきたことを振り返って考えてみても、あまりに何もしてなかったことに気が付いてしまい、浮かれていた気分が急に沈みこむようになってしまった。

その後、仕方なく今の会社の仕事を続けているが、以前にも増してやる気がなくなり、ますます仕事を続けることが苦痛になってきた。その上、自分が本当にどうしたいのかも分からなくなり、職場でもボーっとすることが多くなったり、欠勤も増えてきたりした。あまりにも元気がない様子を見かねて、上司が最近の様子をたずねてくれたので、転職のことも含めて正直に話した。上司は、カウンセリングを受けてみることもいいきっかけになるかもしれないと言ってくれたので、どんなものだかよくわからなかったが、カウンセリングを受けてみることにした。

実際に、カウンセリングを受けてみて、自分自身の本当にやりたいことが何なのか、まずは現状と無関係に考え、次に実際にどんなことがこれから可能なのか考えてみて、自分の将来の方向性がはっきりとしてきて、割とすぐに気分的にも落ち着いてきた。自分としては、もともと自分は明るく元気な方だから、ちょっとうつっぽくなったけれど、カウンセリングを受けてすぐに良くなったんだと思った。それから、一時的にうつにはなったけれど、そのことがきっかけで、自分の人生の目的をはっきりと持てるようになったし、人間として成長できたと思えるようになってきた。

このケースでは、新入社員によくあるケースを扱ったが、果たして抑うつを経験することで、本当に人間として成長できるのであろうか。また、抑うつを経験したことでパーソナリティに変化はあるのだろうか。さらに、このケースでは、自分が明るいから、カウンセリングで、すぐによくなってきたと思っているが、何らかのパーソナリティが抑うつの治療や回復に影響を与えるものなのだろうか。

まず、抑うつを経たことによるパーソナリティの変化については、研究を行うことがそもそも難しい。抑うつを経験したとして、その後のパーソナリティの変化を確認するためには、抑うつ状態を経験した後で、これが寛解したことを確認した上で、パーソナリティの変化を検証しなければならない。さらに加齢の影響をも考慮に入れると、信頼できる研究はさらに限られる。アングスト（Angst）らのグループ［Clayton et al., 1994］は、一九歳のスイスのある地域の全男性を対象として、一九歳時点と三四歳時点で、パーソナリティ検査を行い、加齢による影響を考慮した上で、抑うつの経験がパーソナリティに影響を与えるかどうかについて検証している。その結果では、抑うつを経験した群と経験していない群との比較で、二群間に相違がなかったとしている。このように、抑うつを経たことによるパーソナリティの変化はそれ程大きいものではない可能性があるとされている。

次に、抑うつの予後に影響するパーソナリティについてだが、多くの研究がなされているものの、研究デザインが不十分なために、結論を導き出すことが必ずしも容易ではない。まず、パーソナリティの異常が目立つ患者には、十分な治療が行われていないことを示唆する研究もあり、治療の均等性が必ずしも保証されていない。次に、パーソナリティの測定の時期が一定ではないため、研究の比較検討が難しいという問題もある。例えば抑うつの急性期に測定されたデータの妥当性はきわめて疑わしい。その上、前述のように抑うつ状態においては、急性期ではなくても、パーソナリティの測定に影響を与える可能性があるのである。さらに、抑うつ症状の質が研究において、かなり異なり、これも比較検証を難しくしている。

このように比較検証が非常に難しいものの、佐藤・上原［1995］の結論は以下の通りである。1．パーソナリティの抑うつの予後に対する影響は肯定される。2．治療観察期間でパーソナリティの抑うつ予後に対する影響が異なる。治療開始後一ヶ月後程度の抑うつ症状の軽減にはパーソナリティの影響はあまりなく、治療開始後一六週間程度たちうつ病相の寛解が問題になってくると、パーソナリティの予後に対する影響が明瞭になってくる可能性がある。特に、パーソナリティ障害がある場合に、予後が悪くなる傾向が伺われる。3．パーソナリティの抑うつ予後に対する影響は、抑うつの再発や長期予後についても関連する可能性がある。

6　抑うつとパーソナリティ障害

ここでは、佐藤・上原［1995］の報告にはないが、近年注目されるようになってきたパーソナリティ障害と抑うつとの関係について説明する。

DSM-Ⅲ［APA, 1980］に多軸診断が導入され、第二軸にパーソナリティ障害が位置づけられてから、「精神病」でもなく「神経症」でもない「境界例」について関心が高まったと言える。ここでは、まずパーソナリティ障害について、簡単に概略を紹介する。

DSM-Ⅳ［APA, 1994］では、パーソナリティ障害を三つのクラスターに分類し、一〇のパーソナリティ障害をあげている。

クラスターA：奇妙で風変わりな行動特徴（妄想性、統合失調質、統合失調型）

クラスターB：情緒的で激しい行動特徴（境界性、反社会性、演技性、自己愛）

クラスターC：不安が強い行動特徴（依存性、回避性、強迫性）

また、パーソナリティ障害は、①所属する文化から期待されている行動様式から逸脱していること、②多くの生活場面で共通して、逸脱した行動様式が見られる、③生活する上での機能障害がある（すなわち自分あるいは周りの人が困っている）、の三つの診断基準を満たすことが求められている。

これらのパーソナリティ障害のうち、抑うつとの関連性でもよく取り上げられるパーソナリティ障害は、境界性パーソナリティ障害である。境界性パーソナリティ障害は、前述のかつては「境界例」と呼ばれていたものの名残である。境界性パーソナリティ障害とは、対人関係、自己像、感情が不安定で著しい衝動性が特徴的なパーソナリティ障害である。

以下にケースをあげて、説明する。

【ケース4】

Dさんは、自分では割と人に親切にできる方だと思っているし、同じ女性同士ならうまくやっていける自信がある。自分の外見にはそれなりに自信があるほうだし、男性にもまあもてるほうなんじゃないかと思っている。それなのに、実際に男性と付き合うことになると、いつもなぜだかうまくいかない。今までに何度も男性とつきあったことがあるけど、最初の一ヶ月くらいは、ものすごく仲良くなれて楽しいのだけど、いつも一ヶ月くらい経つとつまらないことでケンカしてしまって、「なんだかもういいや」となって、自分から別れてしまう。

でも、今回はいつもとちょっと違った。友達の頼みでいやいや出かけていった合コンですごくいい男がいて、いつもみたいに猛烈にアタックしたらゲットできた。すぐに仲良くなって、付き合うことになった。その時につきあっていた人がいたけど、ちゃんと理由も言って別れてもらったんだから、自分でも偉いと思う。新しい彼氏とは何をしていても楽しくて、「この人となら結婚してもいいかも」と初めて思った。どこに行くにも一緒に行きたいし、自分の彼氏が他の女の子と楽しそうにしているのは見るのもイヤ。どこにいても私がメールしたら、五分以内に即効返事くれないとヤだし、私はメールもらったらすぐに返事している。自分でも信じられないくらいちゃんと頑張っているのに、最近彼氏からのメールの返信が五分以上待っても返ってこないことが多くなった。ちゃんと約束しているのに、五分待っても返ってこないから、こっちから三〇秒ごとにメールを送ってやった。一〇分くらいしてやっとメールが返ってきたけど、言い訳ばっかりしているのでむかついて、メールでちょっと無茶苦茶言ってやった。それでもまだむかつきが収まらないので、直接会って文句を言おうと思って、彼氏の家に出かけて行って、彼氏が帰ってくるのを待っていた。そうしたら、彼氏が他の女の子を連れて帰ってきた。もう頭にきて、彼氏とその女の子を思い切り殴ったりした。自分でもよく覚えていないので、わからないけど女の子は血を流していたみたい。でも、悪いのは泥棒猫したあっちの女の子で私は悪くない。でも、その後、彼氏から別れよう、って言われて、ものすごくショックだった。今まで振ることはあったけど、振られたことはなかったし、私は今でも彼氏のことがすごい好きなのに、どうしてわかってくれないんだろう。自分がものすごく駄目な人間に思えてきて、ものすごく落ち込んでしまった。

このケースが、よくあること、ではないとは思われるが、このケースのDさんは、境界性パーソナリティ障害の行動特徴のいくつかを有していると言える。境界性パーソナリティ障害の行動特徴を持っていると果たして抑うつになりやすいのだろうか。

まずは、抑うつの症状を持っている人の中で、パーソナリティ障害の行動特徴を持っている人がどのくらいいるのかの研究報告がある。抑うつの患者のうち、パーソナリティ障害を有している有病率は、入院患者で50～85％、通院患者で20～50％と研究によって多少の幅がある〔Corruble et al., 1996／Gunderson, 1999〕。さらに、非臨床群においても〔Zimmerman & Coryell, 1989〕は、抑うつの症状がある者のうち47％にパーソナリティ障害があったと報告している。

逆に、パーソナリティ障害があると抑うつになりやすいのかについては、まだ十分な研究がなくレンジを示すことさえできない。〔Zimmerman & Coryell, 1989〕によると、非臨床群でパーソナリティ障害がなかった者のうち、抑うつ症状を経験した者は、4％に満たなかったということである。個々のパーソナリティ障害と抑うつとの関連性についても十分な研究がないが、パーソナリティ障害がある者は、ない者に比べて、抑うつになりやすい可能性がある。

パーソナリティ障害と抑うつの両者に生理的特徴が共通して見られることを報告している研究がある。境界性パーソナリティ障害と抑うつには、REM睡眠潜時の短縮（Shortened REM latency）のような生理学的変数においても類似の傾向があることが報告されているが、抑うつを経験したことがない境界性パーソナリティ障害においても抑うつの患者と同様に、REM睡眠潜時の短縮が見られることが報告されている〔Battaglia et al., 1993〕。さらに、家族研究においても同様の結果が得られている。抑うつを経験したことがない境界性パーソナリティ障害の親族における抑うつの罹患率が、一般の統制群よりも有意に高く、抑うつ患者の親族における抑うつの罹患率と変わらないという研究がある〔Gasperini et al.,

1991／Riso et al., 2000〕。抑うつ患者の親族における境界性パーソナリティ障害の罹患率に関しては、結果が一致しておらず、今後の更なる研究が求められる。

さらに、境界性パーソナリティ障害と抑うつの抗うつ薬に対する反応の相違と類似性についての研究もある。かつての抑うつ治療における主流であった第一世代の三環系抗うつ薬は、抑うつに効果はあるものの、境界性パーソナリティ障害には効果がないことが知られている。しかし、第三世代のＳＳＲＩ（Selective Serotonin Reuptake Inhibitors：選択的セロトニン再取り込み阻害薬）は、境界性パーソナリティ障害にもわずかながら有効であることを示す研究もある〔Soloff, 2000〕。

以上のことから、境界性パーソナリティ障害と抑うつには、何か共通した病因があることが示唆されている。今後の研究の方向性としては、境界性パーソナリティ障害と抑うつに共通する発生機序のプロセスを明らかにするために、セロトニンなどの神経伝達物質の機能や遺伝子研究も求められる。

7　抑うつとパーソナリティの今後の課題

(1)　抑うつとパーソナリティの概念規定

まずは、抑うつとパーソナリティの概念規定に課題がある。ＤＳＭ－Ⅳでは検討課題として、抑うつ性パーソナリティ障害（Depressive Personality Disorder）をあげている。この抑うつ性パーソナリティ障害の基本的特徴は、抑うつ的な認知および行動の全般的な様式で、成人早期までに始まり、種々の状況で明らかになる、とされている［DSM-Ⅳ-TR, 2000］。ＤＳＭ-Ⅳ-ＴＲ［APA, 2000］で提案されている研究用基準案の抑うつ性パーソナリティ障害では、認知的、対人関係的パーソナリティ傾向を強調しているが、抑うつとパーソナリティの関連性を考える上でも、今後の重要な課題である。

(2) 抑うつとパーソナリティの測定

次に、抑うつとパーソナリティの関連性を実証的に考えようとする際に最も大きな壁となるのが、最初の段階である、それぞれの測定であるかもしれない。抑うつの測定に関しては、質問紙法、面接法ともに、未だ完全なものは開発されていない。［Langenbucher, 2004］らによる新しい試みは、ＤＳＭの診断基準に項目反応理論（ＩＲＴ：Item response theory）を適用し、単純加算を行うよりも項目反応理論を適用した方がより妥当性が上がる可能性を示唆している。しかしながら、抑うつの症状は多種多様であり、本来は抑うつ症状のコースや重症度によって分類したり、複数の時点で、複数の情報源から測定したりすべきである。さらに、生理的指標（例えば、セロトニン刺激性血小板内カルシウム濃度増加反応など）による測定も導入することも今後の課題として必要と考えられる。

パーソナリティの測定に関して、マックレーは［McCrae, 2001／McCrae & Allik, 2002］、ビッグ・ファイブ理論は文化横断的であり、多くの研究者のコンセンサスを得ていると述べている。しかし、自己記入式質問紙で測定されるものは、自己についての自己の周りの人たちと比較した上での相対的評価にもとづいた自己認知の自己呈示であり、完全に客観的な測定ができているとは言いがたい。

また、パーソナリティの記述の在り方として、伝統的に特性論と類型論あるいはディメンジョン分類とカテゴリー分類がある。前述した質問紙に基づくパーソナリティ理論はディメンジョン分類であり、パーソナリティ障害はカテゴリー分類である。この両者の記述の在り方にはいずれも、利点と欠点があり、完全にどちらが優れているとは単純には評価できない。

大野［1988／1997］は、カテゴリー分類であるパーソナリティ障害の信頼性に疑問を投げかけている。臨床研究でも、単一のパーソナリティ障害の診断が下されることは少ない。気分障害や不安障害、あるいは他のパーソナリティ障害と重複して診断されることが多いこともあり、現在のパーソナリティ障害のカテゴリー分類の妥当性自体が疑わしい。しかも、診断基準を満たさなかったため診断名に加えられなかったカテゴリーに属するパーソナリティの特徴は診断情報からもれ落ちてしまうこともある。こうしたことから、大野［1997］はパーソナリティのディメンジョン分類の有用性を見直すべきであることを示唆している。

(3) 研究によるパーソナリティの影響の限界

研究方法による限界もある。抑うつとパーソナリティの関連性について非常に多くの研究がなされているにも関わらず、研究方法論に由来する研究の限界があり、必ずしもそれらが克服されたと言える状況にはないと考えられる。例えば、多くの研究では、臨床サンプルを対象に研究調査がなされている場合が多いが、コミュニティ・サンプルを対象とした研究が少ない。これでは、全体像の一部しか研究できていないことになる。今後は、コミュニティ・サンプルを対象とした縦断的な研究がより多く行われることが望まれる。さらに、上述のように、抑うつという症状は必ずしも、単一の症状ではなく、不安障害などの精神疾患や身体疾患とも関連性が高い。そうした多くの関連する症状を全て網羅し、コミュニティ・サンプルを対象として、長期間の縦断的研究を行うこと自体が困難である。しかし、そうした研究が多く行われなければ、それぞれの研究成果を包括的に評価することはできない。

さらに、抑うつに対して、パーソナリティがどの程度影響を及ぼしているのかを考えなければならない。仮に、ある程度、抑うつにパーソナリティが影響を与えるとしても、パーソナリティで全て説明できるわけではなく、個々人の置かれている状況、出来事、個人内の生活様式、認知などさまざまな要因によって、抑うつが成立するのであり、パーソナリティによる説明には、当然のことながら限界がある。

(4) 今後の研究の方向性

今後の研究の方向性として、ここでは二つあげる。ひとつは、生理的指標を用いることである。これには遺伝子研究や脳研究も含まれる。例えば、久住ら［2000］は、セロトニン刺激性血小板内カルシウム濃度増加反応の生理指標およびセロトニンの受容体遺伝子多型を用いて、抑うつとパーソナリティの関連性について検証している。遺伝子レベルでの検証研究については、例えば、[Lotrich & Pollock, 2004] が、セロトニンのトランスポーターの遺伝子多型と抑うつとの関連性における研究についてメタ分析を行いその関連性について報告している。またセンら [Sen et al., 2004] は、やはり同様にセロトニンのトランスポーターの遺伝子多型とパーソナリティ尺度得点との関連性のメタ分析について報告している。現時点では、これらの先進的な試みは何らかの明確な関連性を見いだすには至っていないが、他の生理指標や遺伝子多型を含めて研究することは、今後の課題を考えるに当たって、ひとつの有望な方向性である。

また、抑うつの治療にあたって、どのようにパーソナリティが関与するのか、という研究も重要である。例えば、ジョイスら [Joyce et al., 1994] は、TCIの前身であるTPQを用いて、パーソナリティが抗うつ剤（ここでは、clomipramine と desipramine）の反応に差があるかどうかを検証している。ジョイスら [1994] は、TPQの測定値によって、抗うつ剤の反応の分散の50%が説明できたと報告している。この研究を受けて、ネルソンとクロニンジャー [Nelson & Cloninger, 1997] は、nefazodone を用いて検証したところ、TPQの測定値では、反応の分散の1.1%しか説明できなかったと報告している。さらに、ニューマンら [Newman et al., 2000] は、fluoxetine を用いて検証したところ、TPQの測定値では、全く説明できなかったと報告している。こうした研究に対して、佐藤ら [Sato et al., 1999] は、maprotiline を用いて日本人を対象に同様の検証を行ったところ、抗うつ剤の反応には、TCIで測定される気質尺度ではなく、性格尺度と関連性があったと報告している。

現時点では、まだ一貫した結果が得られていないが、薬物療法だけでなく、心理療法による効果のあり方にパーソナリティがどのように関与するのかなど、より実際的な研究も望まれるところである。

（木島伸彦）

引用・参考文献

Akiskal, H. S., Hirschfeld, R. M. A. & Yerevanian, B. I. 1983 The relationship of personality to affective disorders. *Archives of General Psychiatry*, 40, 801-810.

Allport, G. W. 1937 *Personality : A psychological Interpretation*. New York : Holt.

American Psychiatric Association 1980 *Diagnostic and statistical manual of mental disorders* (3 rd edition revised).Washington, D.C. : American Psychiatric Association. （高橋三郎・花田耕一・藤縄 昭（訳）1982 『ＤＳＭ—Ⅲ精神障害の診断・統計マニュアル』医学書院）

American Psychiatric Association 1994 *Diagnostic and statistical manual of mental disorders* (4 th edition). Washington, D.C. : American Psychiatric Association. （高橋三郎・大野 裕・染矢俊幸（訳）1996 『ＤＳＭ—Ⅳ精神疾患の診断・統計マニュアル』医学書院）

American Psychiatric Association 2000 *Diagnostic and statistical manual of mental disorders* (4 th edition text revised). Washington, D.C. : American Psychiatric Association.（高橋三郎・大野 裕・染矢俊幸（訳）2003 『ＤＳＭ—Ⅳ—ＴＲ精神疾患の診断・統計マニュアル』医学書院）

Battaglia, M., Ferini-Strambi, L., Smirne, S., Bernardeschi, L. & Bellodi, L. 1993 Ambulatory polysomnography of never-depressed borderline subjects : A high-risk approach to rapid eye movement latency. *Biological Psychiatry,* 33, 326-334.

Clayton, P. J., Ernst, C. & Angst, J. 1994 Premorbid personality traits of men who develop unipolar or bipolar disorders. *European Archives of Psychiatry and Clinical Neuroscience,* 243, 340-346.

Cloninger, C. R. 1987 A systematic method for clinical description and classification of personality variants. A proposal. *Archives of General Psychiatry,* 44, 573-88.

Cloninger, C. R., Svrakic, D. M. & Przybeck, T. R. 1993 A psychobiological model of temperament and character. *Archives of General Psychiatry,* 50, 975-990.

Coppen, A.& Metcalfe, M. 1965 Effect of a depressive illness on MPI scores. *British Journal of Psychiatry,* 111, 236-239.

Corruble, E., Ginestet, D.& Guelfi, J. D. 1996 Comorbidity of personality disorders and unipolar major depression : A review. *Journal of Affective Disorders,* 37, 157-170.

Costa, P. T. Jr. & McCrae, R. R. 1988 Personality in adulthood : A six-year longitudinal study of self-reports and spouse ratings on the NEO personality inventory. *Journal of Personality and Social Psychology,* 54, 853-863.

Costa, P. T. Jr. & McCrae, R. R. 1992 *Revised NEO personality inventory* （*NEO-PI-R*） *and NEO five-factor inventory* （*FFI*） *manual odessa.* FL : Psychological Assessment Resources.

Dew, M. A., Dunn, L. O., Bromet, E. J. & Schulberg, H. S. 1988 Factors affecting help-seeking during depression in a community sample. *Journal of Affective Disorders,* 14, 223-234.

Eysenck, H. J. 1959 *Manual of the Maudsley personality Inventory.* London : University of London Press.

Eysenck, H. J. & Eysenck, S. B. G. 1964 *Manual of the Eysenck personality inventory.* London : University of London Press.

Eysenck, H. J. & Eysenck, S. B. G. 1975 *Manual of the Eysenck personality questionnaire.* London : Hodder & Stoughton.

Eysenck, H. J. & Eysenck, S. B. G. 1991 *Manual of the Eysenck personality scales*（*EPS Adult*）. London : Hodder & Stoughton.

藤原茂樹　1995　「一般人口におけるうつ病の頻度および発症要因に関する疫学的研究」『慶応医学』第72号　511-528p.

Gasperini, M., Battaglia, M., Scherillo, P., Sciuto, G., Diaferia, G. & Bellodi, L. 1991 Morbidity risk for mood disorders in the families of borderline patients. *Journal of Affective Disorders,* 21, 265-272.

Gunderson, J. G. 2001 *Borderline personality disorder : A clinical guide.* Washington, D. C. : American Psychiatric Press.

Heath, A.C., Cloninger, C. R. & Martin, N. G. 1994 Testing a model for the genetic structure of personality : A comparison of the personality systems of Cloninger and Eysenck. *Journal of Personality and Social Psychology,* 66, 762-775.

Joyce, P. R., Mulder, R. T. & Cloninger, C. R. 1994 Temperament predicts clomipramine and desipramine response in major depression. *Journal of Affective Disorders,* 30, 35-46.

Kendell, R. E. & DiScipio, W. J. 1968 Eysenck personality inventory scores of patients with depressive illnesses. *British Journal of Psychiatry,* 14, 767-70.

木島伸彦・斎藤令衣・竹内美香・吉野相英・大野 裕・加藤元一郎・北村俊則　1996　Cloningerの気質と性格の７因子モデルおよび日本語版 Temperament and Character Inventory（ＴＣＩ）『季刊精神科診断学』第７号　379-399p.

Kijima, N., Tanaka, E., Suzuki, N. & Kitamura, T. 2000 Reliability and validity of Japanese version of the temperament and character inventory（TCI）. *Psychological Reports,* 86, 1050-1058.

木島伸彦・大内健・渡辺直登　2002　「パーソナリティ尺度と医薬情報担当者の営業成績との関連性：気質・性格尺度 Temperament and Character Inventory（ＴＣＩ）を用いて」『経営行動科学』第16号　151-161p.

Klein, D. N. & Shih, J.H. 1998 Depressive personality：Associations with DSM-Ⅲ-R mood and negative and positive affectivity, 30-month stability, and prediction of course of Axis I depressive disorders. *Journal of Abnormal Psychology,* 107, 319-327.

Klein, D. N., Durbin, C. E., Shankman, S. T. & Santiago, N. J. 2002 Depression and personality. In I. H. Gotlib, & C. L. Hammen（Eds.）, *Handbook of depression.* New York : The Guilford Press.

久住一郎・鈴木克治・小山 司　2000　「気分障害発症脆弱性の生物学的背景と気質・性格特性」『精神科診断学』第11号　135-145p.

Langenbucher, J. W., Labouvie, E., Martin. C. S., Sanjuan, P.M., Bavly, L., Kirisci, L. & Chung, T. 2004 An application of item response theory analysis to alcohol, cannabis, and cocaine criteria in DSM-Ⅳ. *Journal of Abnormal Psychology,* 113, 72-80.

Lotrich, F. E. & Pollock, B. G. 2004 Meta-analysis of serotonin transporter polymorphisms and affective disorders. *Psychiatric Genetics,* 14, 121-129.

Manki, H., Kanba, S., Muramatsu, T., Higuchi, S., Suzuki, E., Matsushita, S., Ono, Y., Chiba, H. Shintani, F., Nakamura, M., Yagi, G., Asia, M. 1996 Dopamine D 2, D 3, and D 4 receptor and transporter gene polymorphisms and mood disorders. *Journal of Affective Disorders,* 40, 7-13.

McCrae, R. R. 2001 Trait psychology and culture：Exploring intercultural comparisons. *Journal of Personality,* 69, 819-846.

McCrae, R. R. & Allik, J. 2002 *The five-factor model of personality across cultures ：International and cultural psychology.* Kluwer Academic Publish.

Nelson, E. & Cloninger, C. R. 1997 Exploring the TPQ as a possible predictor of antidepressant response to nefazodone in a large multi-site study. *Journal of Affective Disorders,* 44, 197-200.

Newman, J. R., Ewing, S. E., McColl, R. D., Borus, J. S., Nierenberg, A. A., Pava, J.& Fava, M. 2000 Tridimensional personality questionnaire and treatment response in major depressive disorder : A negative study. *Journal of Affective Disorders,* 57, 241-247.

大野 裕 1988 「パーソナリティ障害の診断―新たな体系を求めて」『精神分析研究』第32号 161-182p.

大野 裕 1997 「精神医学から見た境界性人格障害の位置づけ―カテゴリー分類からディメンジョン分類へ―境界パーソナリティ障害（ＢＰＤ）」大野裕・小此木啓吾（編）『精神医学レビュー』第20号 ライフサイエンス

大野 裕・安藤寿康 2000 『最近のパーソナリティ研究の人格障害理解への応用」『精神科診断学』第11号 113-123p.

Philips, K. A., Gunderson, J. G., Triebwasser, J., Kimble, C. R., Faedda, G., Lyoo, I. K. & Renn, J. 1998 Reliability and validity of depressive personality disorder. *American Journal of Psychiatry,* 155(8), 1044-1048.

Plomin, R., Defries, J. C., McClearn, G. E. & McGuffin, P.(Eds.) 2003 *Behavioral genetics in the post-genomic era.* Washington, D. C.: Amercan Psychological Association.

Ricketts, M.H., Hamer, R.M., Sage, J.I., Manowitz, P., Feng, F. & Menza, M.A. 1998 Association of a serotonin transporter gene promoter polymorphism with harm avoidance behaviour in an elderly population. *Psychiatric Genetics,* 8, 41-44.

Riso, L. P., Klein, D. N., Anderson, R. L. & Ouimette, P. C. 2000 A family study of outpatients with borderline personality disorder and no history of mood disorder. *Journal of Personality Disorders,* 14, 208-217.

Ryder, A. G.& Bagby, R. M. 1999 Diagnostic viability of Depressive Personality Disorder : Theoretical and conceptual issues. *Journal of Personality Disorders,* 13, 99-117.

佐藤哲哉・上原 徹 1995 「うつ病と人格」『精神科診断学』第6号 399-428p.

Sato, T., Hirano, S., Narita, T., Kusunoki ,K., Kato, J., Goto, M., Sakado, K. & Uehara, T. 1999 Temperament and character inventory dimensions as a predictor of response to antidepressant treatment in major depression. *Journal of Affective Disorders,* 56, 153-161.

Segal, N. & MacDonald, K. B. 1998 Behavior Genetics and Evolutionary Psychology : A Unified Perspective on Personality Research. ***Human Biology,*** 70, 157-182.

Sen, S., Burmeister, M. & Ghosh, D. 2004 Meta-analysis of the association between a serotonin transporter promoter polymorphism (5-HTTLPR) and anxiety-related personality traits. *American Journal of Medical Genetics,* 15, 85-89.

Soloff, P. H. 2000 Psychopharmacology of borderline personality disorder. *Psychiatric Clinics of North America,* 23, 169-192.

Sullivan, P. F., Neale, M. C. & Kendler, K. S. 2000 Genetic epidemiology of major depression : Review and meta-analysis. *American Journal of Psychiatry,* 157, 1552-1562.

Wang, J., Patten, S. B., Williams, J. V., Currie, S., Beck, C. A., Maxwell, C. J. & El-Guebaly, N. 2005 Help-seeking behaviours of individuals with mood disorders. *Cannadian Journal of Psychiatry,* 50, 652-659.

Zimmerman, M. & Coryell, W. 1989 DSM-Ⅲ personality disorder diagnoses in a nonpatient sample. Demographic correlates and comorbidity. *Archives of General Psychiatry,* 46, 682-689.

抑うつとアルコール依存

吉野相英

うつ病とアルコール依存は併発しやすい。米国の大規模な疫学調査[*1]によれば、一般人口におけるうつ病の生涯有病率は6%と見積もられているが、アルコール依存者では男性の12%、女性の49%がうつ病を併発し、その相対危険率は男性で二倍、女性ではなんと四倍にも及ぶ。実際に診療を受けているアルコール依存ではその併発率はさらに高くなり、25〜67%に達する[*2]（この数字からアルコール依存の受診動機にうつ状態が強く関与していることがうかがえるであろう）。一方、一般人口におけるアルコール依存の生涯有病率は8%だが、うつ病では12%がアルコール依存を併発し、その相対危険率は一・六倍である。このようにうつ病とアルコール依存は併発しやすく、関係が深い。

うつ病とアルコール依存が併発しやすい理由としては、まずアルコール依存では社会的および対人関係的問題が深刻となるので、このような社会機能障害が当然のことながらうつ病の発症リスクを高めると考えられる。また、抑うつ・不安と関連する神経伝達物質であるセロトニンの血中濃度の日内変動が飲酒によってうつ病と同じリズムに変調することから、アルコールの直接的作用も推定されている[*3]。一方、うつ状態では気分の変調を緩和するために大量飲酒することがあり、アルコール依存を併発しやすくなる。たしかに酩酊前半部分のアルコール血中濃度が上昇していく時期には多幸効果は明らかであり、自己治療としての効果も期待されるが、酩酊後半部のアルコール血中濃度が低下していく時期には気分を変調させ、抑うつ状態を増悪させるという逆効果がある。従って、うつ状態を緩和する目的で大量飲酒を続けているとうつ状態もアルコール依存も共に益々悪化するという悪循環に陥ってしまう可能性がある。

アルコール依存に陥っていると、のちにうつ病を発症しやすくなることは前向き研究によっても確かめられている。[*4]うつ病の既往のない健常者とアルコール依存者を対象として、六年間の経過観察期間中のうつ病発症率を比較したところ、健常群での発症率が12％であったのに対し、アルコール依存群の発症率は28％にも及んでいた。さらに、うつ病の回復にもアルコール依存はマイナスの影響を与える。アルコール依存を合併しているうつ病の回復率はアルコール依存を合併していないうつ病の半分であることが前向き研究によって明らかにされている。[*5]この研究結果はうつ状態の緩和を期待して飲酒しても、結局はアルコールの中毒作用によって抑うつ状態の悪化を招いてしまうという悪循環仮説を例証しているともいえよう。併発の時間的順序を見ると、男性ではアルコール依存に引き続いてうつ病を発症することが多く、一方女性ではうつ病が先行することが多い。

　動物実験では抗うつ薬の投与によってアルコール摂取量が減少することから、抗うつ薬によるアルコール依存の再発予防効果が期待された時期がある。一九九〇年代前半の臨床研究ではこの再発予防効果を肯定する結果が報告されていたが、最近のより厳密な研究では抗うつ薬による再発予防効果はほぼ否定されている。しかし、うつ病を併発したアルコール依存では抗うつ薬によってうつ状態が改善するだけでなく、アルコール依存の再発率も下げることが期待される。[*6]たしかにうつ病に続発するアルコール依存では抗うつ薬が有用と考えられるが、アルコール依存に続発したうつ病は断酒によって改善することが多いので、まずは断酒を指導することが重要である。[*7]

＊1　Kessler, R.C. et al. 1997 Lifetime co-occurrence of DSM-III-R alcohol abuse and dependence with other psychiatric disorders in the national comorbidity survey. *Archives of General Psychiatry*, 54, 313-321.

＊2　Lynskey, M.T. 1998 The comorbidity of alcohol dependence and affective disorders : treatment implications. *Drug and Alcohol Dependence*, 52 (3), 201-209.

＊3　Pietraszek, M.H. et al. 1991 Alcohol-induced depression : Involvement of serotonin. *Alcohol and Alcoholism*, 26, 155-159.

＊4　Coryell, W. et al. 1992 Major depression in a nonclinical sample. Demographic and clinical risk factors for first onset. *Arch Gen Psychiatry*, 49 (2), 117-125.

＊5　Mueller, T.I. et al. 1994 Prognostic effect of the variable course of alcoholism on the 10-year course of depression. *American Journal of*

Psychiatry, 151, 701-706.
*6 Pettinati, H.M. 2004 Antidepressant treatment of co-occurring depression and alcohol dependence. *Biological Psychiatry*, 56（10）, 785-792.
*7 Schuckit, M.A. 1994 Alcohol and depression : A clinical perspective. *Acta Psychiatrica Scandinavica Supplementum*, 377, 28-32.

（よしの・あいひで　防衛医科大学校）

第3節　抑うつと認知パターン

1　抑うつと認知の歪み

アメリカの精神科医のベック（Beck）は、抑うつの背後には、独特の「認知の歪み」があることを指摘している。

【事例】

若い女性ゲイルの事例を見てみよう。彼女は、対人関係に悩み、自分に自信がなく、友人に批判されはしまいかと絶えずおびえていた。彼女は、パーティの後で、「ちゃんと部屋を片づけてはどうか」と友人に批評された。その時「私は友人から嫌われている、私には本当の友達がひとりもいない」という考えが浮かび、落ち込んでしまった［Burns, 1980］。

この事例は、抑うつ的な認知過程の典型である。ここには、ものごとを白か黒のどちらかで考え、少しでもミスがあれば完全な失敗と考える傾向が強くあらわれている。

ベックによると、抑うつ的になりやすい人は、独特の認知の歪みを持っている。ベック

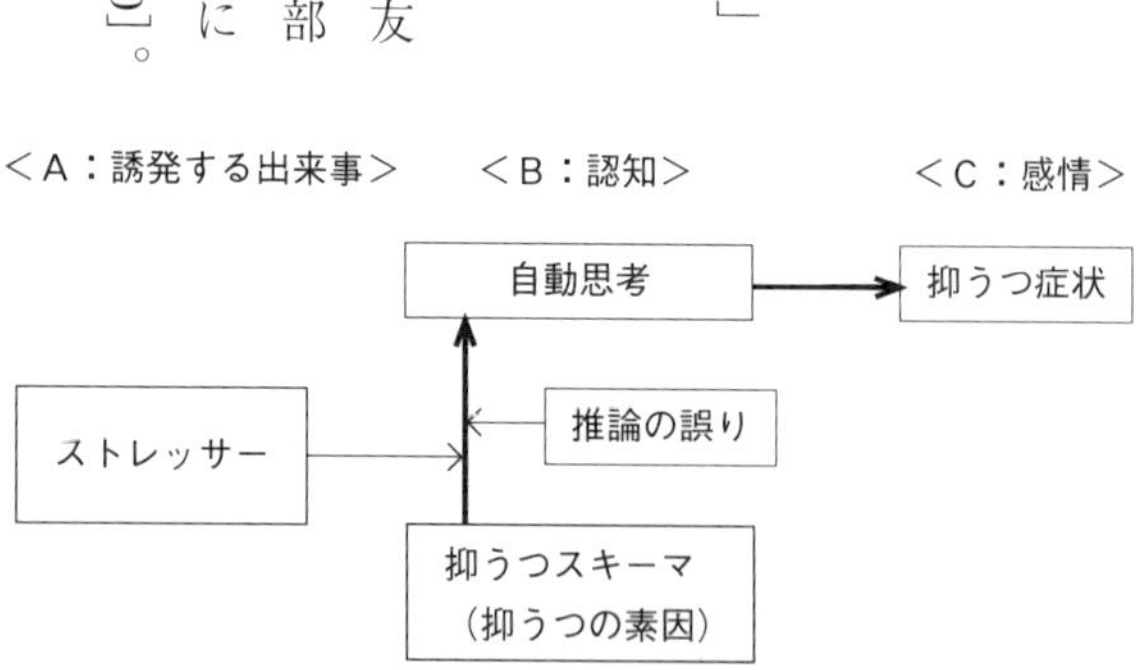

図1　ベックの抑うつの認知理論

は、**図1**に示すような抑うつの認知モデルを提唱している［Beck, 1983］。

(1) ABC図式

ベックの認知モデルは、ABC図式を枠組みにしている。ABC図式とは、論理情動療法で有名なアメリカの心理療法家エリスによって考え出されたものである。これを**図2**に示す。

図2において、A（Activating event）は、悩みのきっかけとなる出来事やストレスのことをさす。B（Belief）は、出来事の受け取り方や信念を示す。C（Consequence）は、信念の結果としておこってくる悩みや抑うつ感情などをさす。エリスによると、クライエントの多くは、悩み（C）をもたらすものは、ネガティブな出来事（A）そのものであると信じている。だから、Aを変えることができない以上、悩みを変えることはできないとあきらめてしまう。しかし、実際は、悩み（C）を生むものは、出来事（A）そのものではなくて、出来事に対する受けとり方（B）なのである。つまり、症状は、認知の仕方によって生みだされる。だから、出来事（A）は変えられなくても、認知の仕方（B）を変えれば、悩み（C）は軽くなるというわけである。こうしたABC図式をもとにして、エリスは論理情動療法を提出したのである。

(2) 認知の三つのレベル

ベックはABC図式を抑うつに当てはめた。つまり、抑うつ感情（C）を生み出すもの

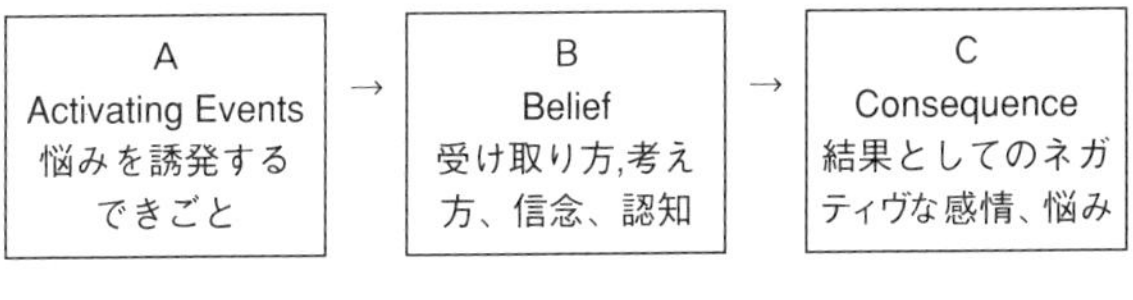

図2　エリスのABC図式

は、外界の出来事（A）ではなくて、その出来事をどう解釈するかという認知（B）であると考えたのである。これまでは、うつ病の認知障害は、感情障害の結果であると考えられていた。ベックは、これを逆転させ、認知障害が感情障害を生じるとした。こうしたコペルニクス的な発想転換により、認知を変えれば抑うつが軽減されるという認知療法が出てきたのである。

さらに、ベックは、**図1**に示すように、自動思考、推論、抑うつスキーマという三つのレベルの認知を分けて考える。

① 自動思考

第一の自動思考とは、例えば「私は不幸せだ」、「私は失敗者だ」、「私には何のとりえもない」といったような否定的な考えのことである。自分の意志とは関係なく、ひとりでに心にポップアップしてくるので「自動」と名づけられた。こうした自動思考が直接に抑うつ感情をひきおこすのである。自動思考によって、自分自身に自信が持てなくなり、まわりとの関係を否定的に考え、未来を悲観的に考えるようになる。このように、自己・世界・未来という三つの領域にわたって、ネガティブな思考内容で占められる。このことをベックは、「抑うつ認知の三大徴候」と呼んでいる。

② 推論の歪み

第二の推論のレベルについて、ベックは、抑うつ的な人の推論は独特であり、以下のような推論の歪みがあるとしている。

・恣意的推論（証拠もないのにネガティブな結論をひきだすこと）
・選択的注目（最も明らかなものには目もくれず、些細なネガティブなことだけを重視すること）
・過度の一般化（わずかな経験から広範囲のことを結論してしまうこと）
・拡大解釈と過小評価（自分の欠点は拡大解釈し、自分の長所は過小評価してしまうようなこと）
・個人化（自分に関係のない出来事を自分に関係づけて考えること）
・完全主義的思考（ものごとの白黒をつけないと気がすまないこと）

このような推論の歪みが、自動思考をひきおこすのである。

③ 抑うつスキーマ

第三の抑うつスキーマとは、より深層にある認知構造や信念体系のことである。例えば、「他の人に嫌われたら、幸せになれない」とか「仕事の上で失敗したら、人としても失敗者である」といった信念である。抑うつスキーマは、ネガティブなライフイベントによって活性化され、それによって自動思考を生み出す。

例えば「他の人に嫌われたら、幸せにはなれない」という信念を持つ人は、人に好かれるように努力するだろうから、ふだんの対人関係は適応的かもしれない。だが、何かのきっかけで人に嫌われたと感じたら、「私は不幸せだ」といった自動思考がわいてくるだろう。また、「仕事の上で失敗したら、人としても失敗者である」と信じる人は、失敗しないように努力する点で、ふだんは適応的である。しかし、仕事に失敗した場合は、「私は失敗者だ」という自動思考がわいてくるだろう。このように、抑うつスキーマは、それ自体は適応的なのだが、環境の変化に対応できない考え方と言える。

抑うつスキーマは、心の深層にあって安定しており、抑うつ症状とともに変化することはない。抑うつスキーマは、幼児期の体験や養育態度などを通して、長い時間をかけて形成されたものである。これは抑うつの素因（脆弱性）として働く。

(3) パーソナリティとストレッサーの領域合致

図1に示すように、ベックの理論は「素因ストレスモデル」の形をとっている。素因ストレスモデルとは、もともと抑うつに対する脆弱性（抑うつスキーマ）を持つ人が、ストレッサー（ネガティブなライフイベント）を経験して発症するというモデルである。

ベックは、抑うつに関係したパーソナリティを二つあげている［Beck, 1983］。対人志向性格（ソシオトロピー）と自律性格（オートノミー）である。これらは、**表1**に示すように、いろいろな点で対照的である。

ベックは、こうしたパーソナリティとストレッサーの領域合致を重視する。対人志向性格は、大切な人間関係を失ったり、人から拒否されるといった対人的ストレッサーで落ち込みやすい。

一方、自律性格は、仕事上の挫折や、役割を果たせないといった達成領域のストレッサ

表１　抑うつに関連した２つのパーソナリティ［Beck, 1983］

	対人志向性格（Sociotropy）	自律性格（Autonomy）
価値	親密な対人関係、世話、他人に頼ることをめざす	独立、目標達成、自己決定に価値をおく
性差	女性にみられることが多い	男性にみられることが多い
抑うつになりやすいストレッサー	大切な人間関係を失うことや人から拒否されること	仕事上の挫折や役割を果たせないことで落ち込む
抑うつの臨床像	喪失うつ病 （喪失をテーマとする） 他者に依存的 刺激への反応性高まる	挫折うつ病 （挫折や失敗をテーマとする） 他者に無関心 アンヘドニア（無感情） 無気力　自己批判
自動思考の内容	「誰も私を気にしてくれない」 「私には魅力がない」	「私は無能だ、失敗者だ」 「生きている価値がない」
治療方略	対人的な技法で、見捨てられたという信念を弱める援助的な関係が有効 内面を探る技法は有効	少しずつ自信を持たせていく方法が有効 セラピストの暖かさには無関心 内面を探る技法は用いない

ーで落ち込みやすい。

2　抑うつ的な原因帰属スタイル

あることを体験して、その原因はどこにあるかを考えることを原因帰属という。アメリカの心理学者エイブラムソンら［Abramson et al., 1978］は、抑うつと原因帰属の関係を指摘する。つまり、嫌なことを体験した時、その原因帰属の仕方によって、抑うつになるというのである。エイブラムソンらは、原因帰属の仕方を、**図3**のように、三つの次元から分析した。

第一は内在性の次元である。これは、その原因が自分の内にあるもの（内的帰属）か、あるいは自分の外にあるもの（外的帰属）かという次元である。

第二は安定性の次元である。これは、その原因がいつも同じく当てはまるものか（安定的帰属）か、あるいはその時限りしか当てはまらないものか（不安定的帰属）かという次元である。

第三は、般化性の次元である。これは、その原因が他の多くの場面でも同じく当てはまるものか（全般的帰属）か、あるいはその場面だけに限られたものか（特殊的帰属）かという次元である。

エイブラムソンらは、これら三つの次元を組み合わせて、**表2**に示すように、八つの帰属のパターンを考えている。**表2**は、数学の試験に失敗した生徒が、自分の失敗原因を帰

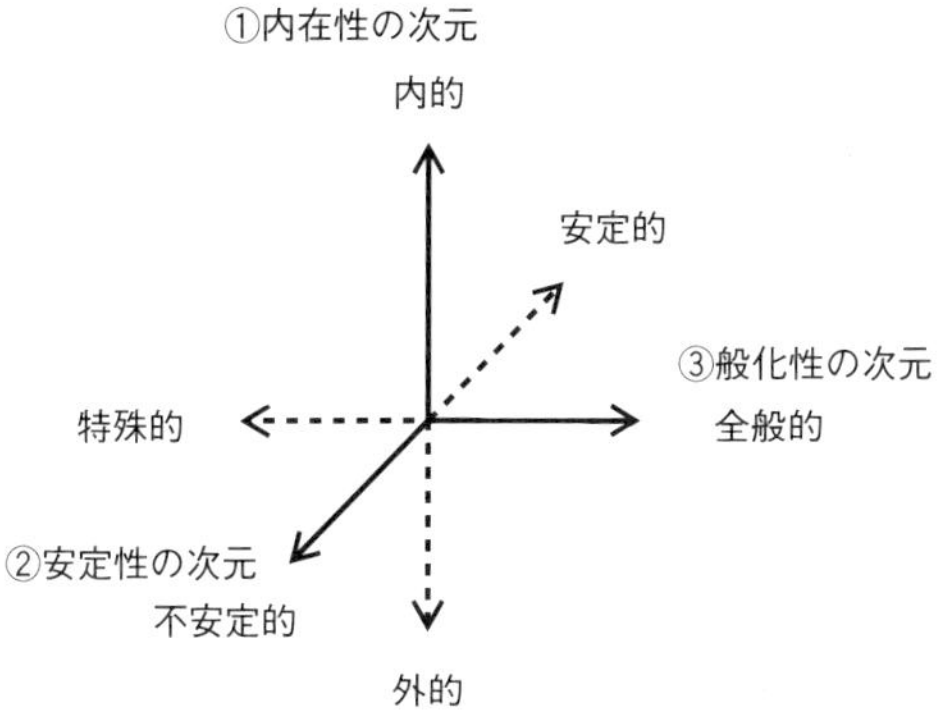

図３　原因帰属の３つの次元

表２　原因帰属：数学の試験で失敗した生徒の例［Abramson et al., 1978］

			①内在性の次元	
		②安定性の次元	内的（個人的無力感）	外的（普遍的無力感）
③般化性の次元	全般的	安定的	私は頭が悪いから（能力）	授業で習わないことが出たから（課題の困難度）
		不安定的	疲れて努力不足だったから（努力不足）	きょうは13日の金曜日だったから（運）
	特殊的	安定的	数学の能力がないから	数学の試験はいつも不公平だから
		不安定的	風邪をひき計算力が鈍っていたから	数学の問題が13問だったから

属する八つの帰属のパターンを示したものである。例えば、数学の試験に失敗した原因を「私は頭が悪いから失敗したのだ」と帰属した場合は、①内的・②安定的・③全般的な原因に帰属した、と言うことができる。また、例えば、数学の試験に失敗した原因を「授業で習わないことが試験に出たから失敗したのだ」と帰属した場合は、①外的・②安定的・③全般的な原因帰属、と言うことができる。

エイブラムソンらによると、嫌なことを体験した時、①内的な原因に帰属するほど、②安定的な原因に帰属するほど、③全般的な原因に帰属するほど、抑うつになるという。このようなパターンを「抑うつ的な原因帰属スタイル」と呼んだ。**表2**の例で言えば、数学の試験に失敗した生徒が、「私は頭が悪いから失敗したのだ」と帰属した場合は、最も抑うつが強くなる。逆に、同じく数学の試験に失敗しても、「数学の問題が一三問だったから」のように、①外的・②不安定的・③特殊的と帰属するほど、抑うつは弱くなる。このような帰属の仕方の個人差があるので、同じ体験をしても、抑うつになる人とならない人が出てくるのである。

多くの研究によると、抑うつ的な人は、何か嫌なことを体験した時、確かに①内的・②安定的・③全般的な原因に帰属する傾向がある。従って、このような抑うつ的な原因帰属スタイルを改善することによって、抑うつを軽減しようとする「再帰属訓練」も行われている［富家、2005］。

3 認知と感情の抑うつスパイラル（抑うつ処理活性仮説）

イギリスの心理学者ティーズデイル［Teasdale, 1985］は、抑うつ状態になると、ふだんとはまったく違った認知パターンがあらわれると考えた。これが抑うつ処理活性仮説である。**図4**は、この理論をＡＢＣ図式に合わせて書いたものである。以下、**図4**の記号（**a**～**e**）に沿って説明する。

（1）抑うつスパイラル

誰にでも、挫折や喪失体験など、ネガティブなライフイベントを体験し（**a**）、それを嫌悪的であると認知することがある（**b**）。そうなると、誰でも落ち込んで軽い抑うつ気分を味わう（**c**）。多くの人は短い時間で自然に抑うつから回復していく。これに対し、抑うつ的な人は、一度抑うつ状態になると、ふだんとはまったく違った思考パターンがあらわれる。これが「抑うつ的情報処理の活性化」である（**d**）。抑うつ的処理が活性化すると、二つのことがおこる。まず、昔のネガティブな記憶ばかりを思い出しやすくなる（**d1**）。また、ふだんならイヤとは感じないような弱いストレス体験も、この時は嫌悪的であると感じられるようになる（**d2**）。そこで、もともとの体験（**a**）がさらに嫌悪的なものと認知される（**b**）。それにより、抑うつ気分はさらに高まる（**c**）。このように、a→b→c→d→b→c……という循環ができあがる。こうしたループができあがると、互

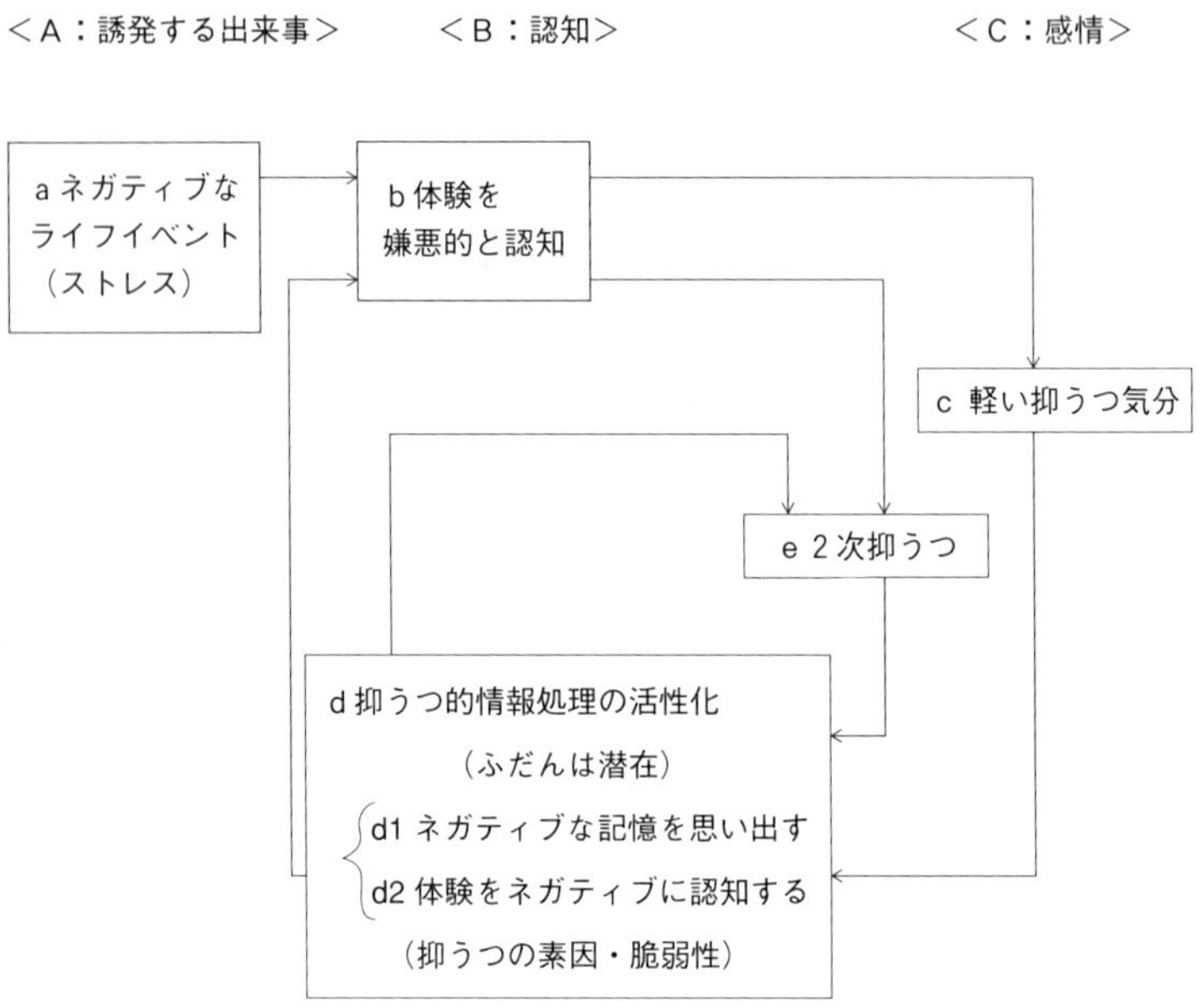

図4　ティーズデイルの抑うつ的処理活性仮説—認知と感情の抑うつスパイラル
（[Teasdale, 1985] に基づいて作成）

いにフィードバックしながら増強するので、抑うつが強まっていくのである。

少し前、今の日本経済は「デフレ・スパイラル」へ突入したと言われている。物が売れない→値段を下げる→利益が減って給料が減る→物が売れない、といった悪循環である。デフレ・スパイラルに入ると、企業が倒産し失業者が増えて社会全体が沈滞する。これと同じように、うつ状態では、認知と感情の「抑うつスパイラル」に突入するというのがティーズデイルの抑うつ理論である。

(2) 二次抑うつ—メタレベルの抑うつ

さらに、こうしたスパイラルには、二次抑うつ（e）があらわれる。そもそも、抑うつ症状（抑うつ気分や意欲の喪失など）は、それ自体が嫌悪的な体験であるから、抑うつ症状を体験すること自体がネガティブな体験となりうる。例えば、抑うつ症状を病気とは考えず、「自分がわがままで弱いからこうなるのだ」といったように誤帰属して自分を責めたりする。このような症状を、ティーズデイルは「二次抑うつ」ないしは「抑うつについての抑うつ」と呼ぶ。こうなると、最初のきっかけ（a）が何だったかとは関係なく、b→e→d→e→d……という自己完結的なループができあがる。つまり、何について落ち込んでいるのかを忘れ、落ち込んでいること自体に落ち込むというメタレベルの循環にはまり込む。それで、容易なことでは外へ抜け出せなくなる。

4　抑うつリアリズム

前述のベックの理論は、うつ病者の認知がネガティブに歪んでいるというものであり、暗黙の前提として、健常者の認知は正確で現実的であると考える。ところが、いろいろな実験を行うと、**表3**に示すように、認知が正確なのはうつ病者の方であり、健常者の認知の方が楽天的な方向に歪んでいるという結果が得られることがある。これが抑うつリアリズムの研究である。これは一見常識を覆すような考え方であるが、臨床的には、うつ病者がきわめて現実的で鋭い感覚を示してハッとさせられる体験はよくある。また、フォーガス［Forgas, 1992］によると、人はポジティブな気分の時は、単純で自動的で発見的な情報処理を行うのに対し、ネガティブな気分の時は、分析的で注意深い精緻な情報処理を行うとされる。つまり、悲しい気分の方が人は現実的になりやすい。その意味で、抑うつ気分は、それなりの生物学的な意味があり、生命維持に役立っているのかもしれない。しかし、何らかの原因で抑うつが暴走し、コントロールできなくなってしまうと、うつ病と呼ばれるようになるのだろう。

抑うつリアリズムを支持する実験結果は、①随伴性の判断、②成功への予期の評定、③原因帰属などの領域で見られる。①随伴性の判断の実験というのは、次のような実験である［Alloy & Abramson, 1979］。被験者はコンピュータ・ゲームを行うが、「最初の持ち点は二〇点。判断を誤ると一点減。正しく選択すると一点増」と教示される。しかし、実は、

表3　抑うつリアリズム

	ベックの認知の歪み理論	抑うつリアリズム理論
抑うつ者の認知	ネガティブに歪んでいる	正確で現実的である ＝抑うつリアリズム
健常者の認知	正確で現実的である	ポジティブな方向に歪んでいる ＝楽天バイアス

どう操作しても必ず勝つように前もってプログラムされているのである。ゲーム終了後、「ゲームの結果について、自分でどの程度コントロールできたか」を被験者に評定してもらう。実験の結果、非抑うつ者は、「勝ったのは自分の能力のため」と思い、自分のコントロールを高く評定した。これを「統制の錯覚」という。自分の能力を高く見積もる楽天的なバイアスがあるのである。これに対し、抑うつ者は統制の錯覚がなく、自分の能力を正確に判断していたのである。抑うつ者は「自分は成功する」という幻想がないのである。踏み込んでいうなら、健常者は、現実を楽天的に歪めて認知するので抑うつにならないのに対し、抑うつ者は楽天バイアスがなく現実を直視するために抑うつになるのかもしれない。

5　抑うつ的自己注目スタイル

一九七〇年頃から社会心理学で展開した自己意識理論を用いて、抑うつを説明しようとする研究もさかんになった。そのきっかけとなったのは、デューバルとウィックランド［Duval & Wicklund, 1972］の客体的自覚理論である。これによると、鏡に映った自分の姿を観察したり、他人から見つめられると、人は自分をあたかも他人のように客観的に知覚するようになる。こうした自己意識状態になると、「理想の自分」に比べて現実の自分への評価が下がり、ネガティブな感情が生じやすい。いわゆる自己嫌悪である。このネガティブな感情を解消しようとして、自己意識状態を避ける欲求や、自分を理想に近づけようとする欲求がおこる。

バス（Buss）やフェニグスタイン（Fenigstein）らは、自己意識を私的な側面と公的な側面に分けた［Fenigstein, Scheier & Buss, 1975］。「私的自己意識」とは、自分の身体や感情の知覚、自己評価など、自分だけが直接体験できる内面的な自己意識である。一方、「公的自己意識」とは、他人から見られたり、カメラを向けられた時に感じられるような、外面的な自己意識である。

私的自己意識は「自己注目」とも呼ばれる。抑うつと自己注目の関係を明確に述べたのが、坂本の「抑うつと自己注目の三段階モデル」である［坂本、1997］。これは、**図5**に示すように、抑うつのきっかけ・発生・維持という三つの段階を、それぞれ自己注目の始発・作動・持続という過程で説明するものである。このモデルによると、自己注目しないことで抑うつが防げるといった治療的示唆が得られる。

6　抑うつへの対処スタイル

アメリカの心理学者ノレン‐ホエクセマ（Nolen-Hoeksema）は、抑うつ対処スタイルを重視する。ノレン‐ホエクセマ［1987］によると、抑うつの持続を決めるのは、抑うつ気分に対する対処のしかたである。抑うつ気分への対処には二つある。

第一は、考え込み型反応である。これは、抑うつ気分について繰り返し考える反応である。

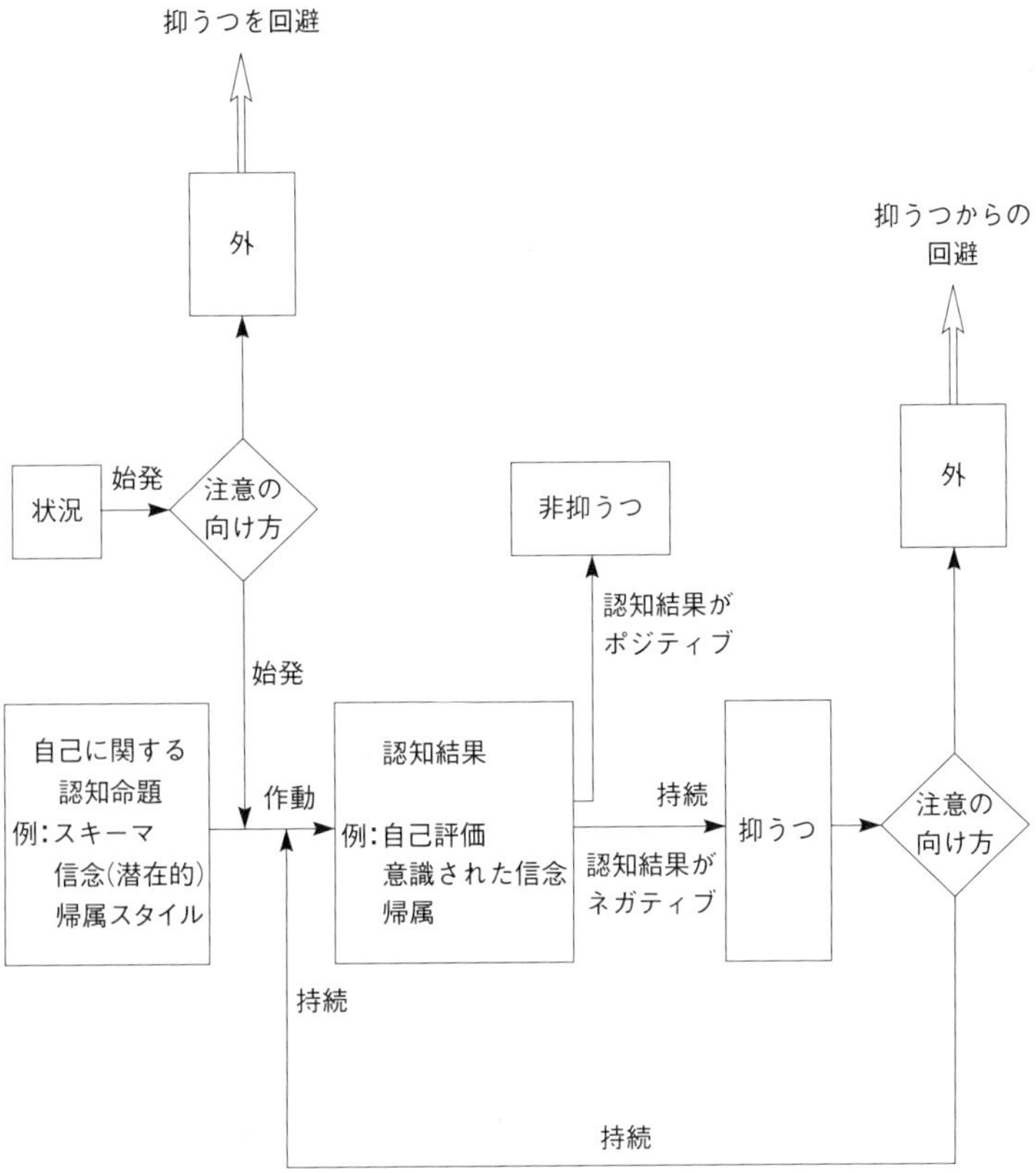

図5　自己注目と抑うつの3段階モデル［坂本、1997］

第二は、気晴らし型反応である。これは、抑うつ気分から意図的に注意をそらす反応である。

前者は抑うつを持続させ、後者は抑うつから回復させるという。

それを実証したものとして、ノレン - ホエクセマらの研究がある［Nolen-Hoeksema & Morrow, 1991］。彼女らは、抑うつ気分とそれへの反応スタイル（考え込み型か気晴らし型か）を一三七人の学生に対して調査した。この調査の一四日後に、偶然にも強い地震がおきたのである。彼らはこの機会をとらえ、地震の一〇日後および七週間後に、抑うつ気分やその対処法などについて調査した。その結果、地震後の一〇日間で実際に考え込み型の反応をした人は、抑うつ気分が高かったのである。

7　抑うつへの認知療法

抑うつ的な認知を変えるためにはどうしたらよいだろうか？　ベックは、前述の抑うつの認知理論に基づいて、認知療法を考案している。認知療法には、行動的な技法と認知的な技法がある。

(1)　行動的技法

行動的技法には、自己モニタリングや活動スケジューリングなどが含まれる。

自己モニタリングは、少なくとも一週間にわたり、自分の行動とその時の気分・達成度・

満足度を、一時間単位で細かく記録することである。また、活動スケジューリングは、生活の行動計画を一時間単位でたてることである。あとでその達成度と満足度をチェックする。

(2) 認知的技法

認知的技法の代表的なものとして、非機能的思考記録（DRDT）がある。表5は冒頭であげた事例ゲイルのDRDTである。

①出来事……抑うつ感情を持った状況を書き出す。ゲイルの場合は、友人から「ちゃんと部屋を片づけてはどうか」と言われたことがきっかけになっている。

②自動思考……否定的な気持ちを生んだ思考過程を書く。ゲイルの場合は、その時「私は友人から嫌われている」という考えが浮かび、これらが彼女を抑うつに陥れたのである。

③推論の誤り……その思考過程が「認知の歪み」のどの形式に当てはまるのかを考えて記入する。

④合理的な思考……最後に合理的な思考の仕方を考える。彼女は、「批判されたのは私のやったことへの嫌悪であって、私という人間への嫌悪ではない」といった合理的な考え方をあげることができた。

表5　非機能的思考記録 DRDT［Burns, 1980］

①出来事	②自動思考	③推論の誤り	④合理的な思考
友人に批評された	友人はたぶん私を嫌っている	過度の一般化	批判されたのは私のやったことへの嫌悪であって、私という人間への嫌悪ではない

このように、否定的な認知を合理的・肯定的な認知に置き換えていく練習をする。ゲイルの場合は、毎日の練習のおかげで、少しずつ気分がよくなりはじめ、対人関係も改善した。

認知的技法の基本となるのは自問法である。認知の変容は、セラピストの説得によって行われるのではなく、クライエントが自分自身で行うのである。クライエントは、自分の自動思考を、事実とするのではなく、いったん括弧にいれて距離をとり、「仮説」と見なす。そして、その仮説が本当に正しいか、自分でデータを集め、実験を行い、そこから結論を出していく。クライエントは自分自身に、三つの質問を行う。すなわち、①そう考える証拠は何だろうか？　②ほかの見方はできないだろうか？　③そう考えることにどんな意味があるのか？

(3)　抑うつスキーマレベルの技法

治療がすすむと、自動思考や推論より深いレベルにある「抑うつスキーマ」に突き当たるようになる。前述の抑うつスキーマ仮説に従えば、抑うつスキーマを変容しない限り、うつ病を根本的に治療したことにはならない。しかし、抑うつスキーマは、前述したように、適応的な考え方も含まれているために、変えるのはなかなかむずかしい。抑うつスキーマを変える技法は総称してスキーマ・ワークと呼ばれ、下向き矢印法などがある（詳しくは、[Twaddle & Scott, 1991]）。抑うつスキーマの分析は、後述のように、ＤＡＳという質問紙ができたおかげで、容易になった。これも、アセスメント技法が症状の特定に貢献した例のひとつである。

(4) 認知療法の効果

うつ病の認知療法の効果について、トワドルら［Twaddle & Scott, 1991］は次のように総説している。

①単極性で、非精神病性で、急性の外来クライエントの抑うつ治療については、認知療法は薬物療法と同等の効果がある。効果が劣るという報告はない。
②治療期間が同じならば、認知療法は、他の心理療法よりもすぐれている。
③認知療法と薬物療法を併用しても、ネガティブな効果はないようである。しかし、それによって効果が高まるのかどうかについては、明らかではない。
④認知療法は、抑うつ再発に対する予防効果がある。

8 抑うつの自己マネジメント

レーム［Rehm, 1981］によると、抑うつ的な人は、次のような自己コントロール行動の障害がある。

第一は自己モニタリングの障害である。抑うつ的な人は、自分の行動のポジティブなことに注意を向けず、ネガティブなことに注意を向ける。また、抑うつ的な人は、自分の行動について、将来の結果に注意を向けず、直後の結果だけに注意を向ける。

第二は、自己評価の偏りである。抑うつ的な人は、自分の行動を評価する基準がきびしい（自分に対する要求水準が高い）。また、抑うつ的な人は、自分の行動について、ネガティブな原因帰属をする。つまり、ネガティブな結果を内的に帰属し、ポジティブな結果を外的に帰属する。

第三は、自己強化の偏りである。抑うつ的な人は、自分に対して、自己報賞（正の強化）をあまり与えない。また、抑うつ的な人は、自分に対して、自己処罰（負の強化）を多く与える。

そこで、フックスとレーム［Fuchs & Rehm, 1977］は、自己コントロールを高める治療を行った。期間は六週で、週一回一時間のミーティング（基本概念の教示と集団ディスカッション）をしたあと、いろいろなホームワークが出され、各自が生活のなかで実行する。ホームワークは、**表6**のように、①自己モニタリング、②自己評価、③自己強化の三つの時期に分かれ、自分のポジティブな行動に目を向け、自己コントロール行動を高めるスキルを獲得する。


（丹野義彦）

表6　抑うつの自己マネジメント・プログラム［Fuchs & Rehm, 1977］

自己コントロール行動		自己マネジメント・プログラムの技法
①自己モニタリング	A	生活中のポジティブな行動を、用紙に毎日記録する その行動にともなう気分と自己陳述も記録する
	B	今は不快でも将来はポジティブな結果をもたらす行動に目を向ける
②自己評価	C	実行しやすい小さな具体的目標をたてて、それを基準とする
	D	帰属のあり方が自己評価に決定的であることを理解する
③自己強化	E	自己報賞を増やす 簡単な目標をたてて達成の自信をつけ、しだいに目標を困難にする 目標を達成したら、ごほうびとなる行動を自分に許す 目標を達成したら、言葉（ポジティブな自己陳述）で自分をほめる

Abramson, L., Seligman, M. & Teasdale, J. 1978 Learned helplessness in humans: Critique and formulation. *Journal of Abnormal Psychology,* 87, 49-74.

Alloy, L. & Abramson, L. 1979 Judgements of contingency in depressed and non-depressed students: Sadder but wiser? *Journal of Experimental Psychology: General,* 108, 441-485.

Beck, A. T. 1983 Cognitive therapy of depression: New perspectives. Clayton & Barrett (Eds.), *Treatment of depression: Old controversies and new approaches.* Raven Press.

Burns, D. D. 1980 *Feeling good-The new mood therapy.*（野村総一郎・夏刈郁子・山岡功一・成瀬梨花（訳） 1990『いやな気分よ、さようなら—自分で学ぶ「抑うつ」克服法』星和書店）

Duval, T. S. & Wicklund, R. A. 1972 *A theory of objective self-awareness.* New York: Academic Press.

Fenigstein, A., Scheier, M. F. & Buss, A. H. 1975 Public and private self-consciousness: Assessment and theory. *Journal of Consulting and Clinical Psychology,* 43, 522-527.

Forgas, J. P. 1992 Affect in social judgments and decisions: A multiprocess model. *Advances in Experimental Social Psychology,* 25, 227-275.

Fuchs, C. Z. & Rehm, L. P. 1977 A self-control behavior therapy program for depression. *Journal of Consulting and Clinical Psychology,* 45, 206-215.

Nolen-Hoeksema, S. 1987 Sex differences in unipolar depression: Evidence and theory. *Psychological Bulletin,* 101, 259-282.

Nolen-Hoeksema, S. & Morrow, J. 1991 A prospective study of depression and posttraumatic stress symptoms after natural disaster: The 1989 Loma Prieta Earthquake. *Journal of Personal-*

ity and Social Psychology, 61,115-121.

Rehm, L.P. (Ed.)　1981　*Behavior therapy for depression.* Academic Press.

坂本真士　1997　『抑うつと自己注目の社会心理学』　東京大学出版会 Teasdale, J. D. 1985 Psychological treatment for depression : How do they work? *Behaviour Research and Therapy,* 23, 157-165.

富家直明　2005　「抑うつと原因帰属」　坂本真士・丹野義彦・大野裕（編）『抑うつの臨床心理学』 東京大学出版会

Twaddle, V. & Scott, J.　1991　Depression. Dryden, W. & Rentoul, R. (Eds.), *Adult clinical problems : A cognitive-behavioural approach.* London : Routledge.（坂本真士（訳）1996『認知臨床心理学入門』東京大学出版会）

抑うつとアソータティブ・メイティング

陳　孜

アソータティブ・メイティング（assortative mating）とは感応状態の一つで、夫婦の片方の精神状態がその配偶者にも影響を与えるという現象である。例えば、夫婦の一方がうつ病に罹患している場合、配偶者もうつ病に陥ってしまうなど[*1]がこれに相当する。前者は発端者、後者は継発者と言われる。一八九六年にうつ病がクレペリン（Kraepelin）により正式に疾患名として使用されて以来、さまざまな研究において夫婦の両方の罹病率が一般人口より高い傾向があると指摘されてきた。[*2]そして一九四四年にペンローズ（Penrose）によって明確な assortative mating に関する研究[*3]がなされてから、本格的に研究領域で取り扱われるようになった。アソータティブ・メイティングの症例では、発端者は男性に多く、継発者は女性に多いとされる。[*4]ダナー[*5]（Dunner）によれば、女性継発者の発生率は20％とかなり高かった。

発病要因

アソータティブ・メイティングの発病要因はまだ明確にされていないが、一般にその背後には夫婦の相互関係、人格特徴、社会環境の状況などが関連していると考えられる。共同生活を営んでいる夫婦間に常に存在する相互依存関係が、発端者の発病とともに崩壊し、発端者のうつ病による不安、憂慮、苦痛などを契機に、継発者もうつ症状をきたすようになると考えられている。

アソータティブ・メイティングの発病に関するモデルが、いくつかの観点から述べられている。まず人格特徴の観点からは、本来的に発端者も継発者もうつ病を発症しやすい脆弱性を有し、あるいはそういう人格傾向を持つ個人同士が結婚しやすいという考え方がある。さらに夫婦の社会環境状況の観点からは、貧困な生活環境、精神的な外傷歴、不幸な境遇、及びこれらに由来する負い目がアソータティブ・メイティングの発病要因のひとつであると考えられる。[*6]

臨床表現と治療原則

うつ病のアソータティブ・メイティングは一般に、発端者のうつ病の発病に引き続き、継発者もうつ病体験をすることであるが、双方が同じ原因により同時にうつ症状をきたすこともある。または両方とも繰り返して発病することもある。

治療の原則は、当事者を分離させることである。感応された継発者は、発端者と離れるだけで軽快に向かうことが多い。しかし、突然の分離は、親密な共同生活をした夫婦にとっては、心に傷を与えることもある。そのような場合は、症例の特徴に応じて柔軟な対応が必要となる。場合によっては、継発者にも積極的な治療を要する場合もある。その際の治療方針は、発端者のうつ病を積極的に治療するのに準拠する。そのため、両者ともに薬物療法と精神療法とが必要な場合もしばしばある。また退院後再発することもあるので、家族の協力を得て再発予防に努めることも重要である。

*1 北村俊則『精神心理症状学ハンドブック』日本評論社、二〇〇〇

*2 Gershon, E. S., Dunner, D. L., Sturt, L. & Goodwin, F. K. 1973 Assortative mating in the affective disorder. *Biological Psychiatry*, 7 (1), 63-74.

*3 Penrose, L. S. 1944 Mental illness in husband and wife : a contribution to the study of assortative mating in man. *Psychiatry Quarterly Supplement*, 18, 161-168.

*4 Merikangas, K. R. 1982 Assortative mating for psychiatric disorders and psychological traits. *Archives of General Psychiatry*, 39, 1173-1180.

*5 Dunner, D. L., Fleiss, J. L., Addonizio, G. & Fieve, R. R. 1976 Assortative mating in primary affective disorder. *Biological Psychiatry*, 11 (1), 43-51.

*6 柏瀬宏隆『感応精神病』新興医学出版社、二〇〇四

（チン・シー　熊本大学大学院）

第4節　抑うつと早期体験——被養育体験・被虐待体験・いじめられ体験——

1　人生早期の経験と「こころの健康」研究

(1)　人生早期の人間的資源（human resource）としての親、そして養育経験の研究

人生早期の経験が、後年の「こころの健康」に及ぼす影響研究については、フロイト（Freud）の同一視説を含む精神分析的家族力動論、ボウルビィ（Bowlby）の母性剥奪（maternal deprivation）と愛着（attachment）の概念、エインズワースら［Ainsworth et al.,1978］による「見知らぬ場面」調査法（strange situation method）を介して検討された愛着の量と質の研究などの流れがある。幼少期の養育経験が子どもの成育や後年の人格発達に及ぼす影響について検討し、親‐子・家族の発達的機能の研究を方向づけたのはボウルビィ［Bowlby, 1969］である。ボウルビィが子どもの成育に対する親の養育の影響を検討した背景には、戦争や貧困のために施設収容される乳幼児が（病院や施設の設備の改善努力にもかかわらず）一般家庭児よりも罹病率・死亡率において高率であり、精神発達やその後

の人格発達など心理面での問題を認める率も高いという現象的事実があった。「施設症（hospitalism）」と呼ばれる現象に対してボウルビィ［1969］は「乳幼児と母親との人間関係が親密かつ継続的で、両者が満足と幸福感に満たされるような状態が乳幼児の性格発達や精神衛生の基礎である」と述べ、望ましい母子関係に欠ける施設収容児の心身発達障害を母性剥奪（maternal deprivation）と表現した。施設に限定された「施設症（hospitalism）」は、「望ましい保育の欠損」があれば一般家庭児にも発症がありうるという意味を包含する「母性剥奪（maternal deprivation）」へと言いかえた。さらに「母性剥奪」理論は、より多くの症例に対して高い適合性が見込める「幼少期の親との離・死別経験」、「幼少期の被養育経験の質的貧困」と視点を拡大されることとなった。

ボウルビィと共に「母子愛着と愛着行動」を観察的手法によって検討したエインズワースらは「見知らぬ場面」（strange situation）の手法を使って、母子の愛着のタイプをA、B、Cの三群に大別して観察研究を行った。愛着行動のタイプを質的に分類した試みの先駆的なものとして研究史においては特筆される。エインズワースらは、愛着の形成は接触・交流の量がある程度満たされれば、質（乳幼児の発する信号に対する母親の敏感さと応答性）が決定的な変数となると指摘した。パーカー［Parker, 1979］やテナント［Tennant, 1988］も「養育の質」に言及しており、この領域の重要な視点であることが了解できる。

パーカーは「幼少期の被養育経験」について詳細な検討を加え、このような議論と研究のためによく構築された指標を求め、ＰＢＩ（Parental Bonding Instrument）を開発した。「親の養育態度」の次元はＰＢＩにおいて中心的な測定目標となっている。ＰＢＩは親からの「養護（care）」と「干渉（protection）」の二つの軸を想定して構成されている。特に人生早期の経験を方向づける重要な人間的資源から受ける「低養護・高干渉（low-care & high-protection）」の養育スタイル、あるいは「愛情欠損的統制（affectionless-control）」は、その人の後年の人生におけるＱＯＬ（生活の質）や「こころの健康」を強く方向づけることが臨床家によって経験的に報告されている。

2　人生早期の過酷な経験としての虐待と「いじめ」の諸相

昨今マスコミに取り上げられる頻度も増加し社会問題として盛んに注目される「虐待」とは、逸脱的な親子相互作用を指すものであり、同様に注目を集めている教育現場の「いじめ」と並んで、その人の「こころの健康」発達に対する重大な危険因子となるものである。両者は主体の差こそあれ、被害者にとっては「自己存在を否定される重大で異常な経験」である。乳幼児・児童・少年期とは、人が自己と他者に対する基本的愛着や信頼感を体験し形成する発達課題を含む重要な人生の時期である［Erikson, 1950／1963］が、その時期に受ける恐怖や失望は、その人の情動や認知の発達に影を落とす重大な心傷体験となることで問題視される。

（1）　わが国における児童虐待の諸相

昨今、わが国でも「わが子を虐待する親が増えている」という社会的な関心が拡大している。実際には、虐待の実態や実数の把握は非常に難しい。報告される問題件数の増加は、実態というよりは「問題が明るみに出たケース」が増加したと考えるべきである。もとより家庭内の親子間相互作用は、他者の耳目に触れる機会が少ない。従って親が虐待的行動をくりかえしても、そのことが第三者の目に触れる機会は少ない。家庭で行われる虐待は、子どもの重傷や死という法的案件に至ってはじめて密室の外に引き出される性質を持っている。さらに、子どもの虐待の可能性を早期に察知し危機介入する機能を期待される公的な関係機関である学校、病院、児童相談所、警察なども、「家庭という密室の壁」に機能の発動を阻まれている。関係機関が、近隣住民・学校の教諭・校医・病院などからの通報によって虐待の可能性を事前把握したケースに対して実動的な「虐待防止」介入を試みる時でさえ、「家庭」の障壁に足止めされてしまうことが多い。例えば、子どもの虐待死に関する警察庁調査を報道している新聞記事（**表1**）は、この実態を示唆するものである。

本来、関係機関による即時的危機介入を要する虐待事案については、**表1**に示す年度データの報告をも、ごく一例と考えなければならない。一方で、致死的ではないにしても後年のその人の人生、特に心の健康に影を落とすほどの被虐待経験（潜在する虐待の実態）の経験率を詳細に調査できるとすれば、さらなる拡がりを示すであろうことは想像に難くない。

しかしこのような実態調査は、容易ではない。個人情報保護のコンプライアンスに対する敏感性を尖鋭化させている昨今の我が国においては、非常に微妙な問題を含むものである。そのような中で、潜在的な被虐待経験の実態を示唆する数少ない日本における調査研

表1　子どもの虐待死と危機介入

子ども虐待死、昨年49件　12件は事前把握　警察庁調査　2005年06月30日
’04年１年間に虐待を受けた18歳未満の子どもが死亡した事件は49件にのぼり、そのうち12件は児童相談所や警察などの関係機関が事件前に虐待の事実や情報を把握していたことが、警察庁の追跡調査で分かった。関係機関が一時保護や警察への通報など必要な措置を取っていれば助かった可能性もある。警察庁は調査結果を全国の警察に送り、関係機関との連携や適切な対処を進める。 児童虐待防止法では児童虐待について「保護者が監護する児童に対し、暴行やわいせつな行為、長時間の放置や心理的外傷を与えること」と定めている。調査は昨年発表分に続き２回目。’03年１年間では死亡事件は41件で、このうち８件については関係機関が事前情報を把握していたという。 警察庁によると、今回の49件で、絞殺などの身体的虐待は41件、食事を与えないなどの怠慢や養育拒否は８件。被害児童は51人に上り、年齢別では１歳未満が３分の１を占める17人で、６歳以下が約９割を占めた。殺人容疑などでの逮捕者など61人のうち、実母は28人、実父は19人、養継父母と内縁者は６人だった。 49件のうち、関係機関が事前情報を把握していたと見られる12件すべてで、児童相談所が何らかの形でかかわっていた。ほかに自治体の福祉事務所、病院、保健所も各７件、警察は４件で把握していた。 また、この12件では、虐待の情報があっても家族の反発を受けて家庭訪問ができなかったり、施設への入所などの措置を講じていたものの、判断を誤っての解除後や一時帰宅中に起きたりしていたのが特徴だ。このうち、４件は「児童虐待防止ネットワーク」で関係機関が対応を検討していたケースだった。（朝日新聞　web サイト：http//www.asahi.com より）

究としては北村ら［Kitamura, Kijima, Iwata, Senda, Takahashi & Hayashi, 1999］の報告をあげることができる。北村ら［Kitamura et al, 1999］は、児童虐待を規定する枠組みをフィンケルホールとコービン［Finkelhor & Korbin,1988］に沿って(a)心理的（emotional）虐待、(b)身体的虐待、(c)性的虐待、(d)ネグレクトの四領域に分けた。その上で九八名の東京で就職した新卒の社会人女性を対象として調査を実施し、経験した虐待的行動の種類別の頻度や虐待的行動の経験開始年齢などを報告している（**表2、3**）。

北村ら［1999］はこれらのデータについて、慎重に検討し「月に数回」と解答したものを虐待としてカウントした上で、いくつかの注目すべき点を指摘している。即ち、母親が父親より有意に虐待的ではないという証拠が見られないこと、父親・母親が一緒になって虐待に加担することが多いこと、心理的ネグレクト（父親で５％、母親で９％）が比較的多かったことなどを報告している。また、日本においては虐待の概念が一般に浸透していないために、れっきとした虐待事例がそれと同定されないまま潜在化してしまっている危険性があることなども指摘している［Kitamura et al, 1999］。

表4は、家庭的養育に欠ける児童を預かる「児童養護施設」入所児についてのデータである。

わが国の全国五五二箇所の児童養護施設における入所者数は三万四二人であり（二〇〇二年一〇月一日現在）、定員に占める入所率は全国平均で89.3％となっている。入所理由は、「親による虐待・放任・養育拒否」が上位を占めるようになっている（かつては、親の失踪、離婚、長期入院などの事情による入所が主流であった）。二〇〇二年度入所児童のう

表2　親から受けた虐待的な行動の平均（SD）［Kitamura & Kijima et al., 1999］

虐待者と種類			経験がない	これまでの人生で1〜2度	年に数回	月に数回	週に数回
父	心理的な	心理的ネグレクト	70(87.5)	0(0.0)	6(7.5)	4(5.0)	0(0.0)
		脅し	71(88.7)	2(2.5)	5(6.3)	2(2.5)	0(0.0)
		辱め	77(96.2)	0(0.0)	2(2.5)	1(1.2)	0(0.0)
	身体的な	叩く	53(66.2)	9(11.2)	15(18.8)	2(2.5)	1(1.2)
		拳骨で殴る	72(90.0)	1(1.2)	5(6.3)	2(2.5)	0(0.0)
		蹴る	73(91.2)	0(0.0)	7(8.7)	0(0.0)	0(0.0)
		物でぶつ	78(97.5)	0(0.0)	2(2.5)	0(0.0)	0(0.0)
		火を押し付ける	79(98.7)	1(1.2)	0(0.0)	0(0.0)	0(0.0)
母	心理的な	心理的ネグレクト	81(86.2)	2(2.1)	3(3.2)	7(7.4)	1(1.1)
		脅し	76(80.9)	4(4.3)	9(6.6)	4(4.3)	1(1.1)
		辱め	84(89.4)	3(3.2)	5(5.3)	2(2.1)	0(0.0)
	身体的な	叩く	58(61.7)	8(8.5)	25(26.6)	0(0.0)	0(0.0)
		拳骨で殴る	89(94.7)	1(1.1)	3(3.2)	1(1.1)	0(0.0)
		蹴る	86(91.5)	1(1.1)	7(7.4)	0(0.0)	0(0.0)
		物でぶつ	86(91.5)	6(6.4)	1(1.0)	0(0.0)	1(1.1)

表3　親から虐待的な行為を受けるようになった開始年齢・その行動がひどくなった年齢の平均（SD）［Kitamura & Kijima et al., 1999］

虐待の種類		虐待が開始した年齢	虐待が沈静化した年齢	虐待が最悪だった年齢
心理的	心理的ネグレクト	5.6(2.1)	10.3(4.3)	8.0(4.0)
	脅し	6.2(3.5)	10.4(5.1)	7.2(3.7
	辱め	9.8(4.9)	11.5(4.9)	10.7(4.2)
身体的	叩く	7.8(3.5)	11.7(3.5)	10.7(3.7)
	拳骨で殴る	7.1(3.0)	10.9(2.6)	10.7(3.0)
	蹴る	7.4(4.0)	11.7(4.6)	11.4(4.8)
	物でぶつ	8.9(3.4)	11.7(3.5)	10.8(3.2)

表4　1999〜2002年度の児童養護施設新規入所児中の被虐待児童入所実態

		新規入所児童数	児童の主訴が虐待である児童数	入所後、虐待を受けていたと判断された児童数	合計
1999年度	合計	5161 100.0%	1301 25.2%	1078 20.9%	2379 46.1%
	1施設平均	12.1	3.1	2.5	5.6
2000年度	合計	5184 100.0%	1535 29.6%	1034 19.9%	2569 49.6%
	1施設平均	12.2	3.5	2.4	6.0
2001年度	合計	5425 100.0%	1830 33.7%	1065 19.6%	2895 53.4%
	1施設平均	12.8	4.3	2.5	6.8
2002年度	合計	5495 100.0%	1792 32.6%	1079 19.6%	2871 52.2%
	1施設平均	12.2	4.0	2.4	6.4

(1999−2001年回答数425施設、2002年回答数450施設。資料：子ども白書2004. 日本子どもを守る会編)

ち「虐待を受けていたと判断された子ども」は52.2％と報告されている［喜多、2004］。

多くの事例に接し危機介入してきた実績を持つ児童福祉・法務の専門家であっても、「どこからが虐待」「どこまでが家庭の人間的相互交渉（しつけも含めて）」と峻別・判断する難しさに直面すると言われている。北村ら［1999］の一般適応群の遡及的質問紙による調査研究などと、養護施設入所児の被虐待経験率データを比較照合することで、「人生早期の経験」から方向づけられる精神症状発症危険率についても、あるいは修正の要が生じるのかもしれない。

(2) わが国の学校教育現場における「いじめ」の諸相

いじめ問題の実態把握も非常に難しい。先に述べた虐待の実態把握と同様に、問題の潜在傾向がきわめて高く、手法や調査主催者によっても調査協力者の回答が変動する可能性を含んでいるからである。文部科学省による調査「児童生徒の問題行動等生徒指導上の諸問題に関する調査」から抜粋して、「青少年白書～青少年の現状と施策」［内閣府、2004］は公立学校におけるいじめの動向について報告している。その中で、白書は「平成六年度から公立小・中・高等学校に加え、盲・聾・養護学校も調査の対象に加えたほか、自らの学校にもいじめがあるのではないかとの問題意識をもって積極的な実態把握が行われるよう指導の徹底を図った」として、調査実施とその継続もいじめ防止施策の一環と位置づけていることを示唆している。

内閣府はいじめを「児童生徒の問題行動等生徒指導上の諸問題に関する調査」における

分類・定義を適用している。すなわち⑴自分より弱いものに対して一方的に、⑵身体的・心理的な攻撃を継続的に加え、⑶相手が深刻な苦痛を感じているものであり、⑷起こった場所は学校の内外を問わないとして、調査を実施してきた。**表5**は平成一四年度調査によるいじめの発生学校数と件数（公立学校）を示したものである。

この調査では、一校あたりの発生件数が最も高くても中学校の一・四件と報告している。また小学校の11.4％、中学校の37.1％、高等学校の24.9％、盲・聾・養護学校の4.6％にいじめが見られることも報告され、発生学年では中学一年生が最も多いとされている。内容では、小・中・高校においては「冷やかし・からかい（小学校30.1％、中学校32.8％、高校28.4％）が最も多いが、盲・聾・養護学校では「言葉での脅し」が31.4％と最多となっていた。小・中・高校と学年が上がるにつれて「暴力」「言葉での脅し」「たかり」が増加することも示されたと報告している。

平成一四年に発生したいじめについての「解消状況」についても同白書は報告している（**表6**）。

一校あたりのいじめ発生件数の値と解消率が示されている。解消したことを第三者的に評価・判断することには慎重さが求められるが、ここで報告されている数値も、予測していたよりも低いように思われる。先述のとおり、いじめもまた、直接に危機介入しうる教師など関係者の視線から隠蔽される特質を持つ集団的な問題行動である。公的機関による調査でも、と言うべきか、だからこそと言うべきか断じることはできない。実態把握の難しさの証拠と考えられるだろう。

表5　いじめの発生学校数・発生件数（公立学校）（平成14年度）

区分	公立学校総数(校)	発生学校数(校)	発生率(%)	発生件数(件)	1校あたりの発生件数(件)
小学校	23560	2675	11.4	5659	0.2
中学校	10392	3852	37.1	14562	1.4
高等学校	4136	1029	24.9	1906	0.5
盲・聾・養護学校	933	43	4.6	78	0.1
計	39021	7599	19.5	22205	0.6

※発生率＝発生学校数／公立学校総数＊100　　資料：平成16年版青少年白書（内閣府）

表6　いじめの解消状況（公立学校）

区分	いじめが解消しているもの		いじめが継続しており、現在指導中		計(件数)
	件数(件)	割合(%)	件数(件)	割合(%)	
小学校	4886	86.3	773	13.7	5659
中学校	12575	86.4	1987	13.6	14562
高等学校	1735	91.0	171	9.0	1906
盲・聾・養護学校	63	80.8	15	19.2	78
計	19259	86.7	2946	13.3	22205

資料：平成16年版青少年白書（内閣府）

表７　2005年度　公立学校調査でいじめ件数が増加

いじめ８年ぶりに増加　公立学校で、青少年白書　2005年６月21日
南野知恵子少子化対策担当相が21日午前の閣議で報告した2005年版「青少年の現状と施策」（青少年白書）で、公立の小、中、高校や盲・ろう・養護学校で03年度に把握されたいじめの件数が２万3351件と前年度（２万2205件）より５・16%増え、８年ぶりに増加に転じたことが分かった。 白書は文部科学省などの調査結果を紹介。それによると、いじめは1995年度の６万96件をピークに減少が続いていた。いじめが原因になった事件も増加傾向にあり、白書は「憂慮すべき事態だ」と指摘している。 （朝日新聞　web サイト：http//www.asahi.com より）

一方で、このように状況を楽観的に報告している感のある「青少年白書」でも、二〇〇五年版では、いじめ件数の増加を報告している（表7）。「子どもたちのこころの健康」に危機的状況が増悪していることは想像できる。

3　人生早期のいじめ・虐待経験と「こころの健康」

一六歳以前の親から受けた養育の質が青年期以降の抑うつ症状の発症に関連性を持つことを示唆したパーカー［1979］の研究は、抑うつ研究において心因性の要因に目を向けさせる重要なものであった。その視点からは、小・中・高校までの心理社会的なＱＯＬ（生活の質）の検討も、時間的比率の多さでは家庭だけでなく学校場面にも拡大されるべきであろう。

ここでは、人生早期の心理社会的なＱＯＬが、どのような形で「こころの健康」に反映するかを先行研究から検討する。

(1)　被虐待児童の問題

津崎［1992］は、「児童相談事例集（第21集）」［厚生省児童家庭局（監修）、日本児童福祉協会、1989］から事例を引き、子どもの身体、精神、行動、表情など全分野にわたって「問題」が起こることをあげている。特に成長不全、栄養障害、内臓の機能障害、血色など全身状態の悪化を示唆する徴候などが見られる子どもでも、保護介入措置としての保護者からの分離によって、これらの身体状態が短期間に著明な改善を示す場合が多いことに注目している。このことは逆説的に症状の原因を虐待によるものと推定させる要素になる。子どもの場合、心身の成育は一元的で不可分である。大多数の事例からは、全身動作や微細運動機能、言語、表現、認知能力の遅れの他、対人関係障害、知識・経験学習のつまずき、社会性や日常生活能力の著しい障害などが観察されると述べている。また環境改善後に、これらの問題から回復しキャッチアップする（追いつく）事例については「乳幼児期に限られ、この時期に適切な保護を受ける機会を逸した児童については成長・発達の回復は著しく困難になってしまう」と報告している。

津崎［1992］の報告は一例であるが、被虐待児童についての経験的報告から抽出される「問題の表出」には、過食・異食・盗食、夜尿・失禁などの排泄障害、無表情、緘黙、凍りついた凝視（frozen watchfulness）、自発性の抑制、頑なさ、落ち着きの無さ、顔色窺い、受容する大人への無差別的な甘え、他児への攻撃、行動の表裏の変化が激しい、など多岐にわたるとしている。種々の問題行動、心理社会的発達における歪みや欠損が保護介入後の子どもの養育に携わる関係者にとっての課題となる。また、思春期以降の年長児童（少年）では、行動範囲の広範化から反社会的な問題行動と結びつくことや、パーソナリティ形成期に被る歪みとしての影響も深刻である。被虐待児童の処遇において実務的には非行に関する問題が多いとされている。津崎［1992］は、例えば徘徊・放浪・外泊・家出は「家庭外への逃避」であり、「愛情の代償行為として生じる物への固執と盗癖」は過食・盗食、金銭の持ち出し、万引き・窃取、恐喝を生みだしているのであり、また、受け容れてくれる大人に対して無差別な甘え・依存性を示す一方で、弱者に対しては威圧的で残酷な暴力的行動をとる二面性を示すケースは「虐げられ、抑圧されてきた自己存在への反動としての加虐」と説明している。

児童福祉の現場において緊急かつ長期の処遇を担当するスタッフにとっては、このような事例から抽出される一般的な問題傾向や、個々の問題をまとめ説明する「要因」「仕組み」も、個別事例に対応するフレームワークとして参考になるだろう。しかし、このような経験的な事例記述と解説に対する検証的な疫学的データがいまだにともなわないのは非常に残念なことである。

人生早期に虐待やいじめを経験することが、後年、どのような困難（「こころの健康」を阻害する事態）に立ち至るかを検証するデータは、日本においてはいまだに脆弱と言わざるをえない。家庭における虐待や学校におけるいじめが幼児・児童の健康な成育に深刻な影響をもたらすものとして、教育、社会、人権、児童福祉の面から看過できない問題であるとの公的な認識が成立するまでに、日本は欧米より十数年の遅れがあると言われている。被害者（子ども）に関わる周辺当事者（児童の権利保護を児童本人に代わって代行する責任を負う者）が、虐待を「しつけ」と言い換え、いじめ（実情は教育現場で起る広範な人権侵害）を「子ども同志の行き過ぎた遊び」と言い換えることで、停止・保護のための公的介入を困難にしている。社会的に知られる事例は、当事者の「否認」の枠を超えた極度の人権侵害の域に達したものであり、北村［Kitamura, 1999］が指摘するように、事例全体からは氷山の一角であると考えなければならないだろう。

(2) 疫学的実数把握を妨げる要因——心情的な防衛と正常性バイアスによる看過——

虐待やいじめ事例の顕在化を妨げる原因として、当事者（親や教員）と周辺の、当該児童の保護責任を負う範囲の大人が心情的に自己防衛し事態が深刻化するまで、その事例性を否認・看過する「認知の歪み」（正常性バイアスがかかった状態）があることは否定できない。他方で家庭や学校場面で虐待を受ける子ども自身の自己イメージの歪みも、実数の顕在化を妨害すると言われている。すなわち、親から虐待を受ける子どもは、「自分に価値がなく、悪い子どもなので、親から罰せられ、愛してもらえない」という自己イメージを持つことが経験的に知られている。同様に、仲間からのいじめに遭う子どもも、自分が「差別されるべき人間」であるとの疎外された自己イメージや不健康な劣等感や恐怖にとらわれている。いじめを受けている同時期に、子ども自身が、自分が仲間から受ける仕打ちが不当なものであり、その停止を当事者に求める、もしくは周辺の関係者（教師・親）に介入を求めるといった行動を選択することは（これだけの措置を求めるために必要なソーシャル・スキルを持っているとしても）、限りなく不可能である。自己の尊厳を守ることが正当な人権であること、自己の価値を再生し受容・回復するまでに、いじめを受けた子どもが要する時間は（青年期に至るまで）相当なものとなる。先述の北村［Kitamura, 1999］の被虐待経験に関する調査も、回答協力を承諾した限定的なサンプル群によるものであり、その内容も限られたものであった。このような回答協力を許諾する人は、本論の主題の背景となっている大きな潜在事例における氷山の一角であり、「回答可能」という意識を持てるという点において、ある一定の共通性を持つサンプルと考えるべきである。救援の機会を失した児童一人当たりがもたらす社会的損失の累積・総体は計り知れない。我が国における「虐待」と「いじめ」事例の疫学的データ収集も、潜在しているマイルド事例の掌握も含め、可及的速やかに行なわれるべきであろう。

(3) 人生早期の生活の質と「こころの健康」——欧米研究から——

子どもが、いじめ・虐待や暴力の犠牲になっているということは今日では健康上の大きな問題としてとらえられている。そこにはこころの健康状態の貧困（poor mental health）や被害を受けている子ども自身が起こす暴力行動といった適応の問題が含まれている。その具体的な裏づけデータは、わが国においては収集が少ないが、欧米の大規模調査によって確認することができる。

① いじめと心理・社会的健康の問題についての研究例

ジュヴォネンら［Juvonen, Graham & Schuster, 2003］は、調査協力について父母からの同意を得て、子ども自身、子どもの仲間（peer）、教師から、いじめと「健康（well-being）」の評価を求めた結果を報告している（結果は**図1、2、3**）。いじめを受けている被害者は、仲間内では著明な「地位」の低さ、教師の観察による「人望」の低さなどを有意に示し、本人自身は際立って高い値の抑うつ感、社会的不安、疎外・孤独感を示していること

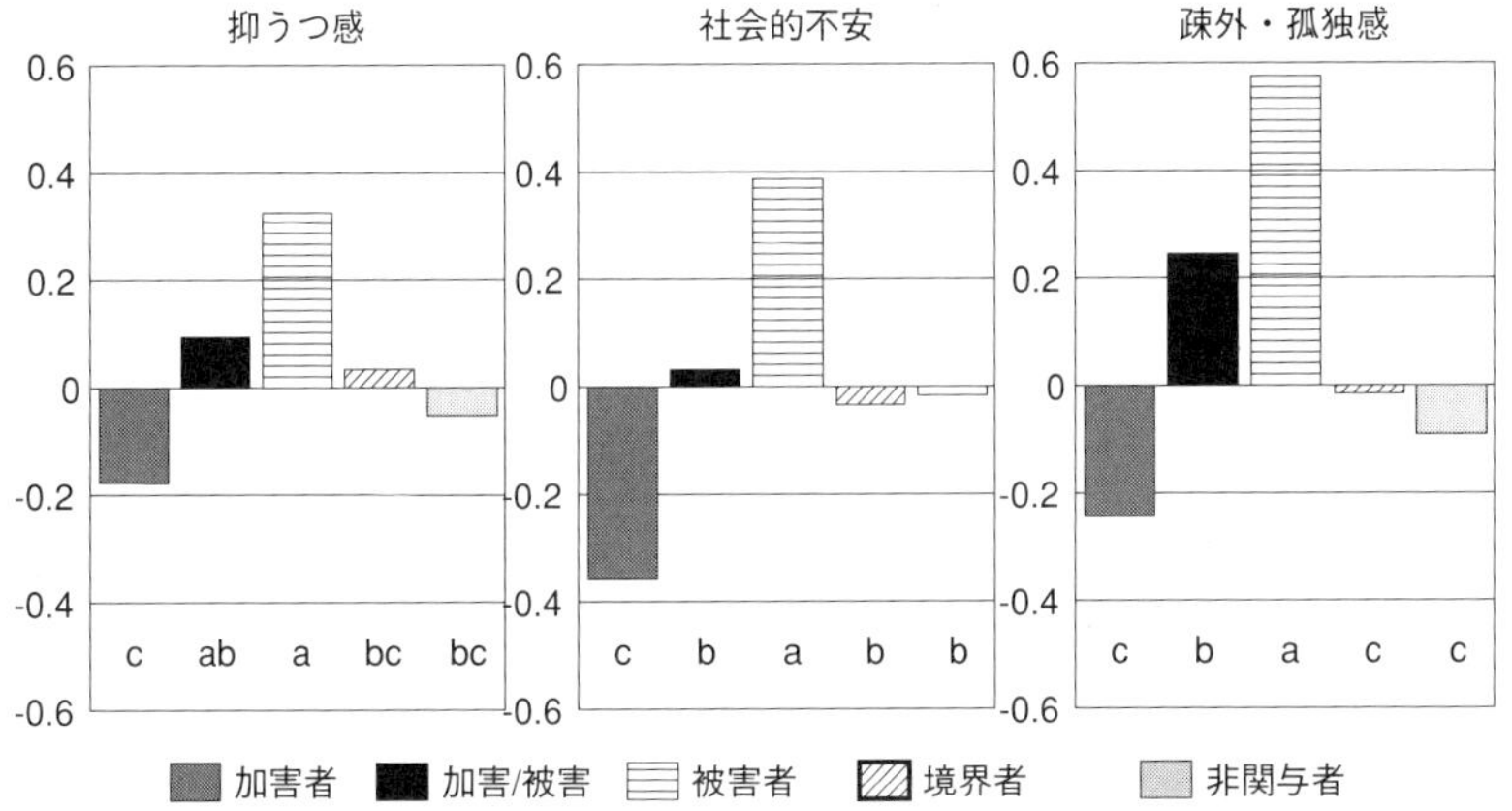

図1　生徒の自己申告による心理的困難のグループ平均［Juvonen, Graham & Schuster, 2003］

ｙ軸は０を平均値とした標準得点を示している。即ち、正値は50パーセンタイルより高い値であり、負値は低い値である。下部の文字はグループ間の類似と差異を示したものである。同じ記号を有するグループは有意差を示さない一方で、同じ記号を付していないグループ間には$P<0.05$水準の有意差が示された。

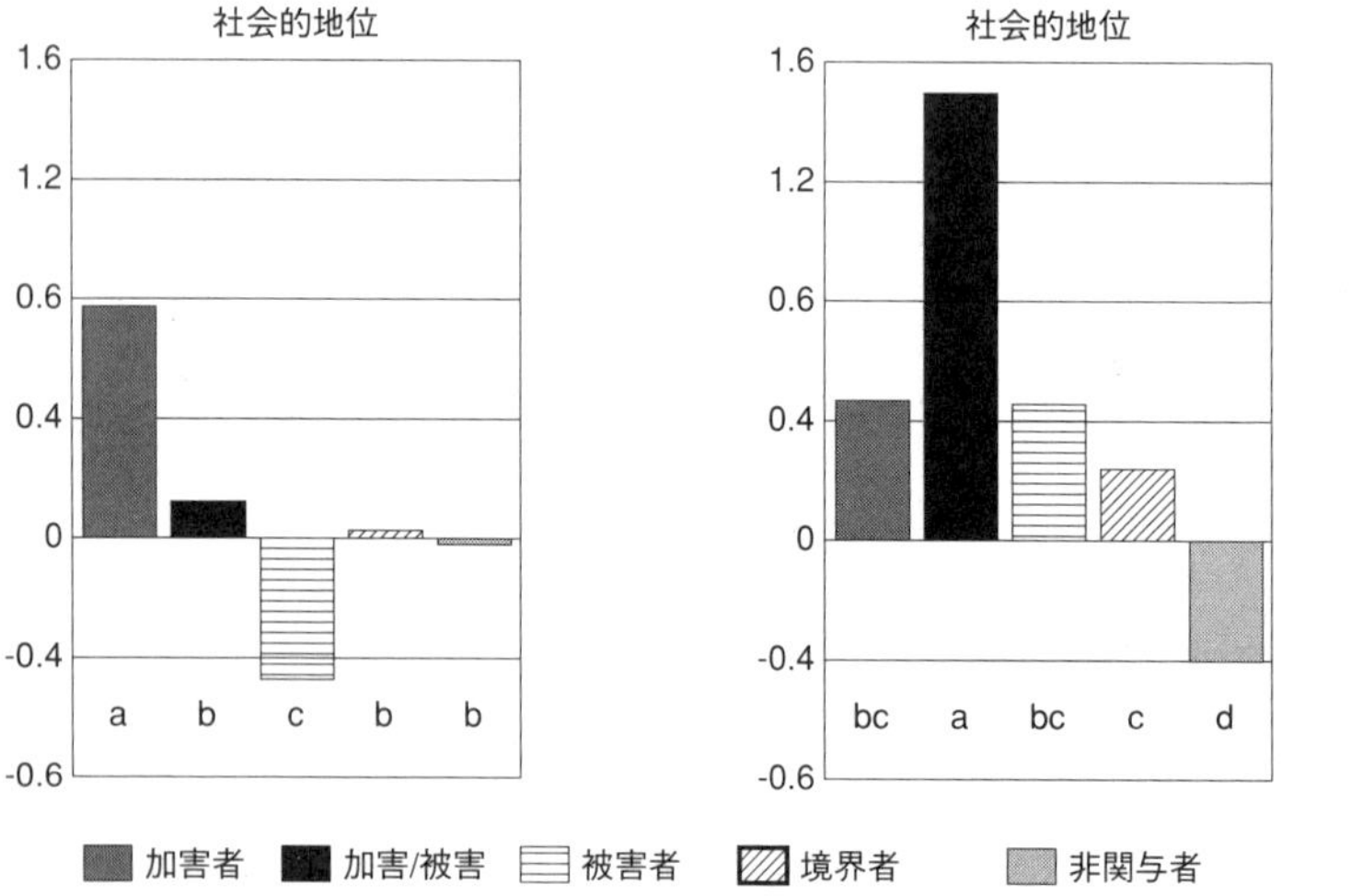

図2　仲間による社会適応の問題についての評価・平均 [Juvonen, Graham & Schuster, 2003]

グラフの見方は図1と同様である。y軸は0を平均値とした標準得点を示している。即ち、正値は50パーセンタイルより高い値であり、負値は低い値である。下部の文字はグループ間の類似と差異を示したものである。同じ記号を有するグループは有意差を示さない一方で、同じ記号を付していないグループ間には$P<0.05$水準の有意差が示された。

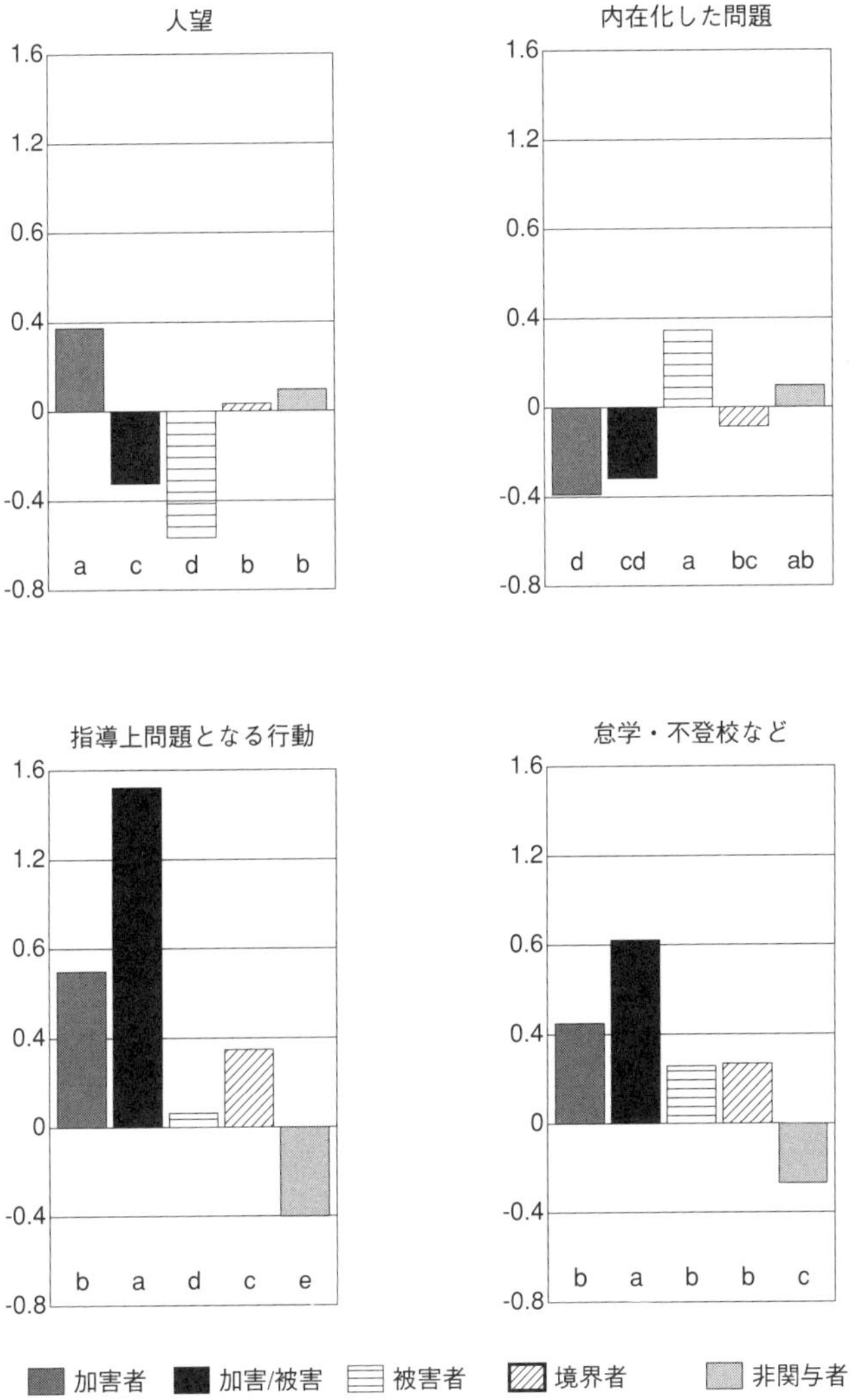

図3　教師による社会適応評価のグループ平均［Juvonen, Graham & Schuster, 2003］

がわかる。

いじめの加害者、被害者、加害／被害者のいずれに分類されるかという規定は、実務的にはそれほど簡単ではない。ジャンセンら［Janssen, Craig, Boyce & Pickett, 2004］の研究を紹介する。ジャンセンら［2004］の研究は、子どもの肥満に関する小児科学的関心と必要から行われた研究であり、追跡研究ではない。体重（肥満傾向）と学校でのいじめ行動にどのような関係があるか、その関連を調べた研究である（表8）。

いじめの加害者と被害者および加害／被害者の過重体重と肥満の出現率を比較したいじめの加害者、被害者、加害／被害者の三者を規定分類は世界保健機関（ＷＨＯ）の「二〇〇一～二〇〇二年の就学齢児童の健康行動調査（ＨＢＳＣ：Health Behavior in School Aged Children Survey）」のカナダ人データのうち、「学校での攻撃性」に基づくものである。いじめについての子どもの分類は、過去二ヶ月間の行動についての回答を基にしている。月二～三回いじめられたのは「被害者」、同程度の頻度でいじめに加担したと回答する者を「加害者」、同じ頻度でいじめられ、尚且ついじめに加担した者を「加害／被害者」と分類している。さらに年齢期を区分し、男子と女子の過食と肥満傾向（対照群を基準としたＢＭＩ指標のオッズ比も算出）から、いじめをめぐる三つのグループの比較を行なっている。この結果、学校でのいじめの一つの側面として、「肥満傾向のある一三～一六歳の女子はいじめの被害者になりやすい」ことが示唆された。

カルティアラ－ヘイノら［Kaltiala-Heino, Rimpela, Marttunen, Rimpela & Rantanen, 1999］は、いじめの被害者だけでなく、そこに関与する青少年の抑うつと自殺企図について（べックの抑うつ症状調査票を指標として）、フィンランドのデータを紹介している。この研究においても、いじめへの関与の分類にはジャンセン［2004］と同様にＷＨＯの青少年健康調査の項目を適用している。

カルティアラ－ヘイノら［1999］の研究の特徴は、より詳細な「こころの健康」に関わる背景的な変数を検討する必要性を強調している点であろう。

いじめ加害者と被害者の中で抑うつを訴える人の比率は、ほぼ同程度である。男子で「しばしばの加害者／被害者」である場合の抑うつ比率は有意に高くなっている。類似の差異では、女子の自殺企図の比率は抑うつよりも全体的に低いが「しばしばの加害者／被害者」で著しい（**表9**）。またこの研究では、このような青少年の抑うつ・自殺企図の比率といじめとの関わりの他、家族構成、現在の生活地域での居住年数、社会的支援の源泉などについても比較している（**表10**）。

青少年の社会的場面におけるいじめが、実際にはどのように成員の「こころの健康」に影響を及ぼすかを検討するための手がかりがこの結果から示唆されていると言うことができるだろう。すなわち「時には加害者であり、時には被害者である」こと、そのことが「しばしば」（オッズ比で6.2）起こること、その際に「両親と死別／離別」（1.8）もしくは「両親からの支援が欠如している」（3.0）場合に危険性が高まるのであり、その傾向は特に女性の場合に強い（4.0）。これらの結果から、カルティアラ－ヘイノら［1999］は、次のようにまとめている。すなわち、いじめは非行やアルコール症にもつながる問題であり、青少年の健全な発達を保障するために適切な支援をするべきものであること、そのためには

表8　標準体重、過重体重、肥満の男子・女子生徒の、いじめ被害者、加害者、被害／加害者の分布［Janssen, Craig, Boyce & Pickett, 2004］

		被害者			加害者			被害／加害者		
		標準体重	過重	肥満	標準体重	過重	肥満	標準体重	過重	肥満
男子	11-12歳（n=958）	12.4	15.7	24.6*	7.6	11.3	10.5	2.9	2.5	0.0
	13-14歳（n=1049）	11.1	15.3	14.8	12.6	13.8	13.1	5.0	5.8	1.6
	15-16歳（n=771）	10.5	10.0	2.6	14.5	19.2	17.9	3.0	6.2	10.3*
	全男子（n=2718）	11.4	14.0	15.3	11.3	14.4	13.4	3.7	4.8	3.2
女子	11-12歳（n=1008）	14.5	17.0	25.0	4.5	6.8	2.5	2.6	1.7	5.0
	13-14歳（n=1165）	9.9	17.4	24.2*	8.9	8.3	0.0	2.4	4.5	6.1
	15-16歳（n=858）	5.1	9.7	20.0*	3.3	5.3	8.6	1.3	1.8	2.9
	全女子（n=3031）	10.1	14.9	23.1*	5.9	6.9	3.7	2.2	2.8	4.6
全対象児（n=5749）		10.7	14.4	18.5*	8.3	11.2	9.2*	2.9	3.9	3.8

＊標準 BMI よりも有意増傾向（P<.05）があるもの

表9　フィンランドの16,410名の青年に対して実施したBeck Depression Inventoryで抽出される軽度から重度の抑うつと自殺企図傾向者で、加害者もしくは被害者として、いじめに関わった人たちの内訳［Kaltiala-Heino, Rimpela, Marttunen, Rimpela & Rantanen, 1999］

		いじめとの関わり					
		非関与（人数比）	週単位ほどのいじめの加害／被害ではない（人数比）	しばしばいじめ加害者として行動（人数比）	しばしば被害者（人数比）	しばしばいじめ加害者であり、被害者（人数比）	P値
抑うつ	男子	8 %（333/4418）	13 %（412/3159）	26 %（50/196）	26 %（98/373）	44 %（22/50）	<0.01
	女子	3 %（232/（4480）	5 %（232/4480）	13 %（92/705）	16 %（73/464）	23 %（39/170）	<0.01
自殺企図	男子	1 %（55/4418）	3 %（93/3159）	8 %（16/196）	8 %（29/373）	8 %（4/50）	<0.01
	女子	1 %（23/2395）	1 %（56/4480）	8 %（55/705）	4 %（18/464）	11%（18/170）	<0.01

表10　加害者もしくは被害者として、いじめに関わった人たちの抑うつと自殺企図リスクの関連性モデル（背景の社会的支援などを含む）から算出されるオッズ比［Kaltiala-Heino, Rimpela, Marttunen, Rimpela & Rantanen, 1999］

危険要因	オッズ比（95% 信頼区間） 抑うつ	重度の自殺企図
いじめとの関わり		
非関与	1.0	1.0
週単位ほどのいじめの加害／被害ではない	1.5(1.3−1.8)	1.4(1.0−1.9)
しばしばいじめ加害者として行動	2.8(2.2−3.7)	4.0(2.6−6.4)
しばしば被害者	4.2(3.3−5.3)	2.1(1.3−3.4)
しばしばいじめ加害者であり、被害者	6.3(4.2−9.5)	2.5(1.0−6.2)
女性という性別	4.0(3.4−4.6)	P >0.05
家族構成		
両親と同居	1.0	1.0
片親が継父／継母	1.0	1.5(1.0−2.2)
片親との同居	1.3(1.1−1.7)	0.9(0.5−1.4)
両親から離別して生活	1.8(1.0−7.4)	2.5(1.0−6.2)
現在の居住地への移住年数		
>=10 年	1.0	
>=5−9 年	1.2(0.8−1.3)	P >0.05
1−4 年	1.2(1.0−1.5)	
1 年未満	1.6(1.1−2.3)	
社会的支援の欠如		
両親からの支援	3.0(2.6−3.4)	1.7(1.3−2.3)
教師からの支援	2.0(1.7−2.4)	P >0.05
同輩からの支援	2.2(1.9−2.7)	0.7(0.4−1.0)
抑うつ症		1.2(1.2−1.2)

これまであまり精細な検証のなされてこなかった問題行動の背景や、いじめに対して加害者・被害者の両方の役割で関わる子どもの方が深刻な問題を抱える可能性について、さらなる介入が必要であることを強調している。

② 被虐待経験と心理・社会的健康の問題についての研究例

被虐待経験者の心理・社会的健康については、ボウルビィ［Bowlby, 1951 ほか］やエインズワース［Ainsworth, 1969 ほか］の「母性剥奪」や「愛着理論」と直接的に対比されることもあり、先進諸国でも盛んに調査研究が行なわれている。それらによると、人生早期の悪い養育経験（mal-treatment）が、後年の心理・社会的健康に及ぼす影響が多岐にわたるものであることがわかる。

グリロとマシェブ［Grillo & Masheb, 2001］は、一四五名の外来通院・過食症患者（ＢＥＤ：Binge Eating Disorder）を対象として、幼少期の養育（被虐待）経験と現在の状態についての面接と質問紙調査を実施した。ＢＥＤの診断基準は米国精神医学会のＤＳＭ-Ⅳであり、悪い養育（被虐待）経験はＣＴＱ（Childhood Trauma Questionnaire）［Bernstein, 1998］により、**表11**に示す内容についてチェックしている。この他に自己の容貌に関する満足度などを評定するＢＳＱ（Body Shape Questionnaire）［Cooper, Taylor, Cooper & Fairburn, 1987］、ローゼンバーグ［Rosenberg, 1979］の自尊感情尺度、ＢＤＩ（Beck Depression Inventory）［Beck and Steer, 1987］などを適用して心理・社会的適応を調査した。

グリロとマシェブ［Grillo & Masheb, 2001］は摂食障害治療のために外来通院している

表11　幼児期にさまざまなタイプの悪い養育を受けた人たちの現在の摂食状況と心理的機能状態（n=145）［Grillo & Masheb, 2001］

CTQ 分類	摂食障害の特徴						関連性の機能状態		
	BMI	過食挿話	抑制	体重懸念	容貌懸念	食事懸念	BSQ（身体容貌）	BDI（抑うつ）	RSE（自尊感情）
情動的虐待	−0.01	0.11	0.16*	0.19	0.91*	0.16	0.25**	0.25**	−0.25**
身体的虐待	0.07	0.04	0.07	0.11	0.10	0.12	0.12	0.11	−0.05
性的虐待	0.13	−0.08	0.07	0.08	0.15	0.18*	0.21**	0.04	−0.09
情動的ネグレクト	0.01	−0.02	0.13	0.10	0.09	0.04	0.05	−0.01	−0.13
身体的ネグレクト（養育拒否・怠慢）	0.00	−0.05	0.24**	0.12	0.15	0.08	0.09	0.09	−0.06

*P<0.05（両側検定）　**P<0.003 ボンフェローニの多重比較の修正による

クライエントの83％が少なくとも一つのＣＴＱ分類に相当する養育を受けていたと回答していること、その率は、通常の養育を受けた人の二〜三倍の危険率であったと報告している。さらに摂食障害群の30％は性的虐待を経験したと回答しており、フェアバーンら〔Fairburn, Doll, Welch, Hay, Davies & O'Connor, 1998〕やヤノフスキら〔Yanovski, Nelson, Dubbert & Spitzer, 1993〕の結果とほぼ一致していると報告している。また、身体的ネグレクトが女性の過剰な食事制限（抑制行動）と関連することや、情動的虐待が身体容貌に対する不満感・高い抑うつ・低い自尊感情との関連を示していることなども報告している（**表11**）。

アンダら〔Anda, Whitfield, Felitti, Chapman, Edwards, Dube & Williamson, 2002〕は、アルコール症の両親を持つなど不利な養育環境で育った人が成人後、アルコール症や抑うつ症に罹患する危険性について、九三四六名の集団的保健施設（ＬＨＭＯ：large health maintenance organization）のプライマリ・ケア・ユニットに来院した人を対象に遡及的に調査した。

アンダら〔2002〕はいくつかのツールを組み合わせて調査を実施している。回答者が子どもであった時の親のアルコール症の特定には一九八八年から実施されている国民健康調査付帯のアルコール症調査（1988 National Health Interview Survey conducted by the National Institute for Alcohol Abuse and Alcoholism：NI-AAA,1995）を使用し、九つの不利な養育環境の指標にはストラムスとジェレス〔Strams & Gelles,1990〕の葛藤戦略尺度（ＣＴＳ：Conflict for Tactics Scale）を、そして性的虐待についてはワイアット〔Wyatt, 1985〕を引用し

表12　幼少期の不利な被養育経験と後年のアルコール症や抑うつ症の発症危険度の関連
[Anda, Whitfield, Felitti, Chapman, Edwards, Dube & Williamson, 2002]

	アルコール症		適合オッズ比	95%信頼区間（CI）	抑うつ症		適合オッズ比	95%信頼区間（CI）
不利な養育環境	N	%			N	%		
情動的虐待								
無し（N=8332）	409	4.9	1.0		1692	20.3	1.0	
有り（N=1014）	130	12.8	2.9	2.3—3.6	467	46.1	2.7	2.3—3.1
身体的虐待								
無し（N=6532）	286	4.4	1.0		1244	19.0	1.0	
有り（N=2814）	253	9.0	1.9	1.6—2.3	915	32.5	1.9	1.7—2.1
性的虐待								
無し（N=7472）	376	5.0	1.0		1524	20.4	1.0	
有り（N=1874）	163	8.7	1.9	1.6—2.4	635	33.9	1.7	1.5—2.0
殴られる母								
無し（N=8203）	407	5.0	1.0		1736	21.2	1.0	
有り（N=1143）	132	11.8	2.5	2.0—3.1	423	37.0	1.9	1.6—2.1
薬物濫用								
無し（N=8921）	484	5.4	1.0		1965	22.0	1.0	
有り（N=425）	55	12.9	1.7	1.2—2.4	194	45.7	1.6	1.3—2.0
精神疾患								
無し（N=7776）	385	5.0	1.0		1521	19.6	1.0	
有り（N=1570）	154	9.8	2.0	1.6—2.5	638	40.6	2.5	2.2—2.8
両親の別居・離婚								
無し（N=7272）	187	4.8	1.0		1519	21.1	1.0	
有り（N=2047）	349	9.0	1.7	1.4—2.1	623	30.0	1.3	1.2—1.5
家族の自殺（企図）								
無し（N=8974）	488	5.5	1.0		1994	22.2	1.0	
有り（N=372）	51	13.7	2.6	1.9—3.5	165	44.4	2.3	1.8—2.8
家族の施設収容								
無し（N=9030）	493	5.5	1.0		2018	22.6	1.0	
有り（N=316）	39	12.3	2.1	1.4—3.0	116	36.7	1.4	1.1—1.8
総計								
（N=9346）	5.8				23.1			

ている。またそれぞれの回答者はＡＣＥ（Adverse Childhood Experiences）スコアを算出するために、意図しない妊娠、性行為感染症、喫煙を含む非健康行動、成人期以降の死因につながる危険因子について質問に回答した。回答者本人のアルコール症歴はエドワーズ [Edwards, 2001] によって算定され、抑うつ症状のスクリーニングには米国国立精神保健研究所版抑うつ状態自己評価尺度（Center for Epidemiologic Studies Depression Scale : CES-D）などを適用している。結果からは、両親もしくは親のいずれかがアルコール症であった場合、そうではない人よりも二〜三倍の確率で何らかの被虐待経験を持つか、もしくは親の別居・離婚を経験していること、また二〜五倍の確率で家族が薬物濫用や精神疾患、および自殺企図、犯罪を犯したと報告している。アルコール症の親のいる家庭では多様な虐待や家庭内暴力、家族の薬物濫用や精神疾患、および（家族が）犯罪を犯す危険がそうでない家庭よりも高くなること、そしてそのような家庭で育つ子どもは後年、アルコール症や抑うつを発症する危険性が高くなることがアンダら［2002］の調査結果（**表12**）から示されている。

　幼少期の不利な養育環境が後年の心理・社会的適応に影を落とすことを検証した報告もある。ヒリスら [Hillis, Anda, Dube, Felitti, Marchbanks & Marks, 2004] は、アンダら [2002] の研究を引き継ぐ形で幼少期の不利な養育経験スコアＡＣＥと若年の（意図しない）妊娠と胎児死亡率についての調査を行なった。**表13、14**はその結果を示したものである。

　ヒリスら［2004］によると、幼少期に不利な養育環境（虐待や家族の薬物・アルコール濫用や精神的問題：ＡＣＥカテゴリでカウント）に曝露された成育歴を持つ女性は、若く

表13　ACEカテゴリと若年の妊娠危険率［Hillis, Anda, Dube, Felitti, Marchbanks & Marks, 2004］

		青年（若年）の妊娠	
		%(n)	相対危険率 RR (95% 信頼区間)
1　家人の薬物濫用			
	有り	32.3(872/2698)	1.6(1.5−1.8)
	無し	19.8(1266/6390)	Referent(参照値)
2　家人の精神疾患			
	有り	27.3(583/2135)	1.2(1.1−1.3)
	無し	22.4(1555/6953)	Referent(参照値)
3　近しいパートナーの暴力に曝された経験			
	有り	34.0(427/1255)	1.6(1.4−1.7)
	無し	21.8(1711/7833)	Referent(参照値)
4　施設収容された家族			
	有り	42.4(200/472)	1.9(1.7−2.1)
	無し	22.5(1938/8616)	Referent(参照値)
5　言葉による虐待			
	有り	34.5(416/1207)	1.6(1.4−1.7)
	無し	21.9(1722/7881)	Referent(参照値)
6　身体的虐待			
	有り	30.4(753/2476)	1.5(1.3−1.6)
	無し	21.0(1385/6612)	Referent(参照値)
7　性的虐待			
	有り	32.2(728/2262)	1.6(1.4−1.7)
	無し	20.7(1410/6826)	
8　親の離婚／別居			
	有り	32.5(727/2240)	1.6(1.5−1.7)
	無し	20.6(1411/6848)	

表14　ACE（adverse child experiences）のタイプと青年（若年）の妊娠
［Hillis, Anda, Dube, Felitti, Marchbanks and Marks, 2004］

幼少期に曝露された ACEのカテゴリ	%	青年（若年）妊娠	
		適合オッズ比（95%信頼区間）	不適合オッズ比（95%信頼区間）
0　(3101)	16.0	1.0（参照値）	1.0（参照値）
1　(2227)	21.2	1.4（1.2-1.6）	1.4（1.2-1.6）
2　(1410)	25.6	1.8（1.5-2.1）	1.8（1.5-2.1）
3　(945)	29.1	2.2（1.8-2.5）	2.2（1.8-2.5）
4　(661)	32.4	2.5（2.1-3.0）	2.4（2.0-3.0）
5　(400)	39.5	3.4（2.7-4.3）	3.2（2.6-4.1）
6　(212)	42.5	3.9（2.9-5.2）	3.6（2.6-4.8）
7-8（132）	53.0	6.0（4.1-8.4）	5.6（3.9-8.2）
P for trend	< .000001		

して妊娠する危険性が高くなり、家族・仕事・経済上の問題を抱えやすく、高いストレスや制御できない怒りなど情動的な不適応に陥りやすくなることを報告している。またそのような人が妊娠した場合の胎児死亡率も高くなる一方で、従来言われてきた「十代の妊娠」（若すぎる妊娠）が死産傾向の高さを直接的に説明する要因とはならないことを示唆する結果であったとも報告している。

4　抑うつと早期体験
——被養育体験・被虐待体験・いじめられ体験を検討する意義——

本論を執筆する準備のために、内外で報告されている「虐待」「いじめ」「心理・社会的適応」のキーワードを含む文献をPubMedなどを介して検索・調査した。いくつか印象的なことがあったが、とりわけても本論で紹介したジュヴォネンら［Juvonen et al., 2003］や、ジャンセンら［Janssen et al., 2004］、カルティアラーヘイノら［Kaltiala-Heinoet al., 1999］、グリロら［Grillo et al., 2001］、アンダら［Andaet al., 2002］、ヒリスら［Hillis et al., 2004］のような、公的機関データを母数として正しく実態と概要を伝え、なおかつ「心理・社会的不適応」の姿を、読む人のイメージの中に詳細に再現させうる良心的な疫学調査研究が、ごく普通に公開されていることは印象深い。これに対し、わが国の「虐待」と「いじめ」の実態データ、およびそれによって引き起こされる青年期以降の心理・社会的不適応について検討した研究の公開はいまだ不充分であることを再認識させられた。

繰り返しになるが、救援の機会を失した児童一人当たりがもたらす社会的損失の累積・

総体は計り知れない。我が国における「虐待」と「いじめ」事例の疫学的データ収集も、潜在しているマイルド事例の掌握も含め、可及的速やかに行われるべきである。

特に、カルティアラーヘイノら［1999］の「加害者もしくは被害者として、いじめに関わった人たちの抑うつと自殺企図リスクの関連性モデル」（表10）の中で、いじめに関わる中で、その子どもの背景に「家族からの支援」が欠如している場合の抑うつや自殺企図の危険率が、一・七〜三・〇倍になるというオッズ比の算定結果が出ている。これは大きな示唆を含んでいる。家族、特に子どもを支援する親の役割について、このデータをもとに仔細にイメージすることができる人なら、一種の感動さえ覚えるのではないだろうか。一方で、幼児期・思春期の人格形成と人間に対する基本的信頼感の獲得を発達課題とする時期に、そのような重大な心理・社会的支援の資源を持つことに失敗する、もしくは「資源」（親・仲間）そのものからの拒否（虐待）メッセージを受ける人の、その後の人生に落とす影の大きさと深さについては、今ここで論を新たにする必要もない。

子どもは自分で自身の人権を守るすべを未だ持たない。子どもの主体的な人権意識を育てる啓発教育（例えばアサーション・トレーニング（assertion training）とも呼ばれる断行訓練を組み込んだコミュニケーション教育など）が注目されるようになり、都道府県の公立小・中・高校でも、そのプログラムは実施され始めている。しかし、わが国の「虐待」「いじめ」に関して公開されるデータは、先進諸国で報告される事案数を大きく下回り、実態とそぐわないことを示唆したままである。一日も早い実態の公開、さらに海外の諸研究とプロトコルを合わせ得る「こころの健康」次元での疫学的研究調査データが公開されることが必要である。

日常生活の中に潜在し、すべての人と子どもが被害者であり加害者になりうる人権問題が「虐待」と「いじめ」である。これによる長期的な健康被害とそれにともなう社会的資源損失の大きさを考えるなら、わが国における真の実態把握と、その影響の科学的検証を積み重ねることこそ急務である。

（竹内美香）

引用・参考文献

Ainsworth, M.D.S., Blehar, M. C., Waters, E. & Wall, S. 1978 ***Patterns of attachment : A psychological study of the strange situation.*** Earlbaum : Hilsdale.

Anda, R. F., Whitfield, C. L., Felitti, V. J., Chapman, D. Edwards, V. J., Dube, S. R. & Williamson, D. F. 2002 Adverse childhood experiences, alcoholic parents, and latter risk of alcoholism and depression. ***Psychiatric Services***, 53, 1001-1009.

朝日新聞　http//www.asahi.com.

Beck, A. T., Steer, R. A. 1987 ***Manual for revised Beck depression inventory.*** New York : Psychological Corporation.

Bernstein, D. P. & Fink, L. 1998 ***Childhood trauma questionnaire.*** San Antonio, TX : Psychological Corporation.

Bowlby, J. 1969 *Attachment and loss. Attachment.* vol.1. New York : Basic Books.

Cooper, P. J., Taylor, M. J., Cooper, Z. & Fairburn, C. G. 1987 The development and validation of the body shape questionnaire. *International Journal of Eating Disorder,* 6, 485-494.

Edwards, V. J., Anda, R. F., Nordenberg, D. F., Felitti, V. J., Williamson, D. F. & Wright, J. A. 2001 Bias assessment for child abuse survey ; Factors affecting probability of response to a survey about childhood abuse. *Child Abuse and Neglect,* 25, 307-312.

Erikson, E. H. 1950,1963 *Childhood and society.* New York : Norton.

Fairburn, C. G., Doll, H. A., Welch, S. L., Hay, P. J., Davies ,B. A. & O'Connor, M. E. 1998 Risk factors for binge eating disorder. *Archives of General Psychiatry,* 55, 425-432.

Finkelhor, D. & Korbin, J. 1988 Child abuse as an international issue. *Child Abuse and Neglect,* 12, 3-23.

Grilo, C. M. & Masheb, R. M. 2001 Childhood psychological, physical, and sexual maltreatment in outpatients with binge eating disorder : Frequency and associations with gender, obesity, and eating-related psychopathology. *Obesity Research,* 9, 320-325.

Hillis, S. D., Anda, R. F., Dube, S. R., Felitti, V. J., Marchbanks, P. A.& Marks, J. S. 2004 The association between adverse childhood experiences and adolescent pregnancy, long-term psychosocial consequences, and fetal death. *Pediatrics,* 113, 320-327.

Janssen, I., Craig, W. M., Boyce, W. F. & Pickett, W. 2004 Associations between overweight and obesity with bullying behaviors in school-aged children. *Pediatrics,* 113, 1187-1194.

Juvonen, J., Graham, S. & Schuster, M. A. 2003 Bullying among young adolescents : The strong, the weak, and the troubled. *Pediatrics,* 112, 1231-1237.

Kaltiala-Heino, R., Rimpela, M., Marttunen, M., Rimpela A. & Rantanen, P. 1999 Bullying, depression, and suicidal ideation in Finnish adolescents : School survey. *British Medical Journal*, 348-351.

喜多一憲　2004　『子ども白書 2004』　日本子どもを守る会（編）

Kitamura, T., Kijima, N., Iwata, N., Senda, N., Takahashi, K. & Hayashi, I. 1999 Frequencies of child abuse in Japan : hidden but prevalent crime. *International Journal of Offender Therapy and Comparative Criminology,* 43, 21-33.

厚生省児童家庭局（監修）　1989　『児童相談事例集（第21集）』日本児童福祉協会

内閣府　2004　『青少年白書～青少年の現状と施策』

Parker, G. 1979 Parental characteristics in relation to depressive disorders. *British Journal of Psychiatry,* 134, 138-147.

Parker, G. 1983 *Parental overprotection-a risk factor in psychosocial development.* New York : Grune & Stratton.

Rosenberg, M. 1979 *Conceiving the self.* New York : Basic Books.

Schoenborn, C. A. 1995 Exposure to alcoholism in the family : United States, 1988. Advance data no 205. *Vital Health Statistics,* 16 (21). DHHS pub PHS 95-1880. Hyattsville, Md, National Center for Health Statistics.

Strams, M. & Gelles, R. J. 1990 *Physical violence in American families : Risk factors and adaptations to violence in 8145 families.* New Brunswick, NJ : Transaction Press.

Tennant, C. 1988 Parental loss in childhood : its effect in adult life. *Archives of General Psychiatry,* 45, 1045-1050.

津崎哲郎　1992　『子どもの虐待』朱鷺書房

Wyatt, G. E. 1985 The sexual abuse of Afro-American and white American women in childhood. *Child Abuse and Neglect,* 9, 507-519.

Yanovski, S. Z., Nelson, J. E., Dubbert, B. K. & Spitzer, R. L. 1993 Association of binge eating disorder and psychiatric comorbidity in obese subjects. *American Journal of Psychitry,* 150, 1472-1479.

第3章　抑うつと社会

第1節　抑うつと対人関係

人々の心や体の健康に、対人関係が深く関わっていることは、これまで多くの研究者によって明らかにされてきた［Berkman & Syme, 1979／House et al., 1982／Blazer, 1982］。そのなかにおいて、抑うつと対人関係との関連も同様に指摘され研究が行われている。本章では、その方向性を大まかに、対人関係が抑うつの発生にどのように影響しているか（対人関係から見た抑うつ発生のメカニズム）、あるいは抑うつ傾向が対人関係にどのような影響を及ぼすのか（抑うつが及ぼす対人関係への影響）、抑うつへの予防あるいは抑うつからの回復に対人関係はどのように影響しているのか（抑うつとソーシャル・サポート）、の三つに分け、それぞれについて概説する。また、抑うつへの治療の試みとして、対人関係に焦点をあてた対人関係療法についても、その内容を簡単に述べる。

1　対人関係から見た抑うつ発生のメカニズム

抑うつが生じる原因を説明するための理論モデルは、これまで、実にさまざまな視点から提案されてきたが［Abramson, Metalsky & Alloy, 1989／Beck, 1987／Joiner & Coyne, 1999］、その主要な理論の一つとして対人関係モデルがあげられるだろう。抑うつを引き起こす要因を対人関係の視点から調査した研究［Gotlib & Hammen, 1992／Haines, Metalsky, Gardamone & Joiner, 1999］では、抑うつの脆弱性に人生初期の対人関係が関わっていることを強調している。抑うつを、感情の問題ではなく認知の問題であると捉え、認知モデルを提唱したベック［Beck, 1976］も「うつ病にかかりやすい人は、発達の過程で親を失ったり、仲間から拒絶され続けたりするなど、ある種の好ましくない生活状況のために敏感になっていることがある。はっきりとは顕在化していない他の好ましくない状況が同じようにうつ病に対する脆弱性を作り出していることもある。こうした外傷体験のために後の人生で類似した状況に出会うと過敏に反応してしまうような素地ができあがる。そうした状況が起こると極端で絶対的な判断をしてしまう傾向が身につくのである。喪失は取り返しがつかないものと考えられる」と述べ、抑うつに人生早期の対人関係上の問題が影響を及ぼす可能性を示唆している。

(1) アタッチメント

人が経験するもっとも初期の対人関係は、生まれてすぐ出会う養育者との関係（アタッチメント）であろう。養育者との相互作用を通して、人は初めての対人関係を形成し、それが後の対人関係パターンに影響を及ぼす。アタッチメント理論を初めて提唱したボウルビィ［Bowlby, 1980］は、このような幼児期の経験を重視し、それらがどのような形で、成長してからの抑うつに影響を与えるかを明らかにしようとした。

アタッチメント（Attachment）とは、人が特定他者に——特に新生児がその親に——持つ強い情緒的絆である［Bowlby, 1977］。生後六、七ヶ月くらいの幼児が、母親がいなくなると急に泣き出し、他の者がどんなにあやしてもまったく効果がないのに、母親が戻ってきてあやすと途端に機嫌をなおしてしまうというような行動を示すようになるが、これは母親との間にアタッチメントが生じている例である。このように、アタッチメントは主に新生児期に、その親に対して生じる。当初アタッチメントは、その生得的な面がより強調され、子どもが自分の安全性と生存を確保するために持っている目的志向的な行動システムであるととらえられており、その目標は養育者へ接近し、それを保つことであると考えられていた［Bowlby, 1969］。しかしその後、アタッチメントは単に接近を目的としただけのものではなく、より幅広い意味での安心感を得るために養育者に近づくことを目的としているという考えが示されるようになった［Ainsworth, Blehar, Waters & Wall, 1978／Bretherton, 1985／Sroufe & Waters, 1977］。

さらに、ボウルビィ［1973］はアタッチメントの個人差についても言及し、幼児のアタッチメントの特徴（アタッチメント・スタイル）は、養育者との継続的な相互作用によって形成されるとした。幼児は養育者との関係の中でアタッチメント対象への信念や期待（養育者が自分を受け入れてくれているのかどうか）、あるいは自分自身に関する主観的な信念を形成させていく。このようにアタッチメントによって形成される自己と他者についての表象は内的ワーキングモデル（internal working model）と呼ばれ、その後の対人関係における行動や、期待や信念を方向付けるような心的メカニズムを形作っていく基となる。ボウルビィは、この内的ワーキングモデルが青年期や成人期まで持続し、その時期の対人関係や精神病理に多大に影響を及ぼしうると推測した。この仮説を受けて、さまざまな研究も行われ［Gotlib & Hammen, 1992／Haines, Metalsky, Gardamone & Joiner, 1999］もっとも初期の段階で養育者に対し不安定なアタッチメントを示す個人は、安定したアタッチメントを示す個人よりも、将来の抑うつ傾向を促進するようなリスクを増加させるような脆弱性（例えば、自己と他者への否定的な表象）を示すことが明らかにされている。また、ルーフとウォーターズ［Sroufe & Waters, 1977］らも、母親と幼児との相互作用によって作り出されたアタッチメントの「モデル」が、個人の心理的枠組みのなかに組み込まれ、重要他者との関係に影響を与えるという仮説を提唱している。安定した環境においては、養育者の子どもに対する早期の態度が子どもの将来の対人関係に影響を及ぼすとも述べられている［Fox, 1995］。

(2) 成人のアタッチメント(アダルト・アタッチメント)

ボウルビィ[1973/1988]によれば、母親へのアタッチメントスタイルは、成人後の重要な他者(恋人や配偶者も含む)と関わる際の「基準」となるとされている。つまり、早期に形成されたアタッチメントスタイルは人生を通して継続的に影響を与え、その後の対人関係に影響を与えると考えられている。それゆえ、成人のアタッチメントスタイルもまた、心理的・精神医学的な調査の焦点となった。

それまで幼児のアタッチメントの調査は、主に観察法を用いて行われていた。例えば、エインズワースら[Ainsworth et al., 1978]は、幼児に状況の異なる分離と再会の実験場面(Strange Situation)を体験させ、その際の様子を観察し、幼児の反応を三つのカテゴリーに分類している。安定(Secure)型の子どもは、母親との分離を経験後、再度母親と接触した際には母親にしがみつくものの、すぐに安定を取り戻すことができた。アンビバレント(Ambivalent)型の子どもは、母親との分離を経験後、再度母親と接触した際には怒ったり、すねたりなど、相反する感情を母親にぶつけ、なかなか安定が得られなかった。また、回避(Avoidant)型の子どもは、再度母親に引き会わされた際、接触を避けるような反応を示した。このように、幼児を対象とした実験の場合、泣いたり、怒ったり、すねたりといった反応は比較的容易に行動に反映され観察することが可能であった。しかし、成人を対象としてアタッチメントを調査する際は、そのパターンを行動から予測することは非常に困難であったため、自己記入式の質問紙が一九八〇年代より作られるようになった。例えば、ハザンとシェイバー〔Hazan & Shaver, 1987〕はエインズワースの幼年期のアタッチメントの三つのパターン（安定型・回避型・アンビバレント型）に基づく簡単な自己記入式尺度を作成している。この尺度は、最も重要な恋愛関係を思い起こしてもらい、三つのうち、どのタイプに分類されるか決めさせるものである。この尺度を用いることによって、ハザンとシェイバー〔1987〕はアダルトアタッチメントスタイルが成人における最も重要な対人関係の一つである恋愛に関する信念を反映していることを示した。また、コリンズとリード〔Collins & Read, 1990〕は、ハザンら〔1987〕のモデルを基に一八項目の尺度を開発し、アタッチメントが質のよい、親密な対人関係と関連することを見出している。

(3) アダルト・アタッチメントと抑うつ

このようなアダルト・アタッチメントスタイルをもとに、対人関係と抑うつとの関連に焦点をあてた研究が行われている。例えば、ロバートら〔Roberts et al, 1996〕は、不安定なアダルト・アタッチメントスタイルが非機能的態度（Dysfunctional attitude）を高め、自己評価（Self-esteem）を低下させ、先々の抑うつ傾向を増加させることを明らかにしている。また、ベンジャミン〔Benjamin, 2005〕は、回避型と不安型のアダルト・アタッチメントスタイルが抑うつを予測することを見出している。

2 抑うつが及ぼす対人関係への影響

初期の抑うつ研究は、抑うつの性質や抑うつ者の思考形式の問題に焦点が当てられており、他者に及ぼす影響や、どう他者が反応するのかについて調査されることはあまりなかった。そのなかで、コイン［Coyne, 1976］は抑うつ者の持つ対人関係特徴に焦点をあて、その様式が独特であることや、接した（相互作用した）相手にネガティブな感情を引き起こしやすいこと［Coyne, 1976］などを実験によって明らかにしている。また、ハーメンとピーターズ［Hammen & Peters, 1978］も同様の研究を行い、抑うつ者が周囲の人々を滅入らせ、否定的に評価され、拒絶されやすいことを示している。この二つの実験は、見知らぬもの同士の短期間のコミュニケーションによって導き出されたものであるが、この結果から見ても、長期にわたる抑うつ者とのコミュニケーションが他者に与える影響がさらに大きいであろうことは推測できる。この点については、抑うつ傾向を示す配偶者を含む夫婦を対象として調査が行われている。例えば、クレイトマンら［Kreitman et al., 1971］は、抑うつ傾向を示す夫と暮らす妻が、家事役割・社会活動・健康・育児活動が対象群に比べ有意に障害されていることを明らかにし、抑うつを示す配偶者のパターンに自らを適応させることによって、活動が障害されることを主張した。また、フーパら［Hooper et al., 1977］は、抑うつ者とその配偶者とのコミュニケーションを観察し、それが否定的なものであり、きわめて非適応的なものであることを明らかにしている。

3　対人関係から見た抑うつの予防と回復

抑うつと対人関係についての、もう一つの視点としては、抑うつを防ぐ、あるいは抑うつから回復する過程に対人関係がどのように影響するかということがあげられるだろう。人と人の結びつきと健康との関連を考えることの重要性は一九七〇年代初めに主張され始めた［Cassel, 1974］。地域精神衛生に重点を置いていたキャプラン［Caplan, 1974］も、「重要な他者は、人が自らの心理的な資源を動員して、情緒的な負担を乗り越える助けとなる。重要な他者は、一緒になって問題に取り組んでくれたり、お金や物や道具や技術を提供してくれたり、どのように考えればよいかアドバイスしてくれたりする。それらは、その人が状況に対してうまく対処できるようにするのに役立つのである」と述べ、人々のメンタルヘルス促進のためには専門家だけでなく周囲の人々がお互いを支えあう必要があることを主張している［坂本ほか、2004］。この視点は身近な人々の間でのサポート・システムの確立とソーシャル・サポートの重要性を示唆している。

(1)　ソーシャルサポート

ソーシャル・サポート（Social support）という言葉は、一九七〇年代後半から一九八〇年代にかけて使われるようになってきた。ソーシャル・サポートの定義に関してはこれまでさまざまな議論がなされている。例えば、コッブ［Cobb, 1976］は、人がその情報を受け取った際に、気にかけられ、愛されている、価値ある存在として評価されている、そして、相互に責任を分かち合うようなネットワークの一員である、ということを信じることができる場合、その情報をソーシャル・サポートと定義した。わが国では久田［1987］がソーシャルサポート研究の主張をまとめ「ある人を取り巻く重要な他者（家族・友人・同僚・専門家など）から得られる様々な形の援助（サポート）は、その人の健康維持・増進に重大な役割を果たす」と記述している。

ソーシャル・サポートの分類に関しても、これまでさまざまな研究者が分類を試みている。例えばリン［Lin, 1986］は、ソーシャル・サポートを道具的（手段的）サポートと情緒的サポートの二種類に分類している。道具的サポートとは、何らかのストレスに苦しむ人に、そのストレスを解決するのに必要な資源を提供したり、その人が自分でその資源を手に入れることができるような情報を与えたりするような働きかけのことであり、情緒的サポートとはストレスに苦しむ、傷ついた自尊心や情緒に働きかけてその傷を癒し、自ら積極的に問題解決に当たれるような状態に戻すような働きかけのことである［浦、1992］。

(2) ソーシャル・サポートへのアプローチ

前述の定義を踏まえソーシャル・サポートを把握しようとする際、さまざまなアプローチの方法が試みられてきた。その主なアプローチ方法として、まずソーシャル・サポート・ネットワーク（Social support network）からのアプローチがあげられる。これは、社会的ネットワークの視点からソーシャル・サポートにアプローチした方法であり、ある人の周りにサポートを提供してくれるような存在がいるか、いるとすればそれはどのような人か（友人、家族など）、何人くらい存在するか、を調べていくものである。次に、実際のサポート（Enacted support）からのアプローチがあげられる。これは、実際に行われたサポート、つまり送り手からはサポートとして意図され、受け手からも「サポートとして意図された」と認知された行動について尋ねる方法である。

(3) 抑うつとソーシャル・サポート

ソーシャル・サポートとメンタルヘルスとの関連を調べる際には、これまでさまざまな視点からの調査が行われている（例えば、ストレス・無気力・自尊心の低下・絶望感など）。そのなかで、特に抑うつに焦点を当てたものとしては、例えば、シェーファら［Schaefer et al., 1981］の研究があげられる。彼らはソーシャル・サポートを実体的サポート、情緒的サポート、情報的サポートの三次元からとらえた上で調査を行い、その結果、実体的サポートおよび情緒的サポートが、抑うつ度と有意な負の相関を示すことを明らかにした。また、その他の研究においても、ソーシャルサポートを多く受け入れている人が、抑うつに陥ることが少ないという結果が得られている［Billing & Moos, 1984／Bell, et al., 1982／Billings, et al., 1983］。

さらに、近年では特に、高齢者あるいは妊産婦の抑うつとソーシャルサポートの関連についての研究が増加している。これは、高齢者あるいは妊産婦にとって心身の健康を維持すること、あるいは社会的な関係性を維持することが特に重要視され始め、ソーシャルサポートの概念が、その両者に密接に関わっていることが認識され始めたためと考えられる。

① 高齢者の抑うつとソーシャル・サポート

高齢者の精神的健康において、抑うつは最も重要な問題の一つとされており、これまでの研究からも高齢者層に抑うつ状態が出現しやすいことが明らかとなっている［大森、1984／柄澤、1984］。また、抑うつによる健康状態悪化が高い死亡率につながる可能性も指摘され、［Irvine et al., 1999］高齢者の自殺の前段階には、しばしば抑うつ状態があるともいわれている［高橋、1999］。これをふまえ、抑うつと関連するさまざまな要因について多くの調査研究が行われてきたが、特に十分なサポートネットワークが高齢者が抑うつ状態に陥る可能性を低くし、身体的健康の悪化を防ぐ効果をもつと考えられ始めてからは、この領域においても数多くの研究が進められてきている［Bowling, 1994］。日本でも一九九〇年代以降高齢者のソーシャル・サポートに関する研究が増えてきている［岸ほか、1994／岸ほか、1996］。増地ら［2001］は、高齢者の抑うつとソーシャル・サポートとの関連を検討した研究を国内外から集め、その文献的考察を「住居形態」「婚姻状態」「ネットワークサイズ」「ネットワークメンバーとの接触頻度」「サポートの全体量」「情緒的サポート」「道具的（手段的）サポート」「他者へのサポートの提供」という八つの視点から分類している。その結果、①一人暮らしの者に、高い抑うつ傾向があること、②配偶者と死別している場合、抑うつは高い傾向があること、③ネットワークサイズ（友人・親戚・子どもなどの数の総数）が大きいほど抑うつは低い傾向があること、④ネットワークに属するメンバーとの接触頻度と抑うつとの関連は一貫していないこと、⑤ネットワークサイズとそのサポート機能が大きいほど抑うつは低い傾向があること、⑥情緒的サポートは実際に受領したか、入手への期待か（サポートが得られるだろうという期待・予測）にかかわらず、それが多いほど抑うつは低くなること、⑦手段的（道具的）サポートは、入手の期待できる数が多いほど抑うつは低くなるが、実際に受けたサポートは多いほど抑うつは高くなること、⑧他者へのサポートの提供や社会活動への参加が抑うつが低いことと関連していること、などをその特徴としてあげている。特に興味深い点としては、道具的（手段的）サポートが、実際のサポートを受け取ることによって抑うつ傾向が増す結果となっており、サポートの受け手が、それをよりよいサポートだと感じられないネガティブ・サポートが多い可能性を示唆しているといえるだろう。この点については、青木［1997］がサポートをポジティブなものとネガティブなものに区別して調査を行っており、その結果、男女ともにポジティブ・サポートが多いほど抑うつ得点は低くなる一方で、男性のみがネガティブ・サポートを多く受けることで抑うつ得点が高くなることを報告している。

② 産後うつ病

抑うつは、産後に起こる精神障害の一つでもある。産後抑うつ症状を示すもののうち、出産直後から一週間までに見られる一過性の気分と体調の変化をマタニティ・ブルー（maternity blues）と呼ぶ。マタニティ・ブルーは、数時間あるいは数日という限られた期間においての涙もろさが主な特徴である。一方、出産後数週から数ヶ月以内に抑うつ状態に陥り、物事に対する興味や喜びを感じなくなるなど医学的な援助が必要なほど重篤な精神医学的症状が生じ、それが一過性のものではなく二週間以上にわたって続く場合があり、これが産後うつ病と呼ばれている。この時期に必要と考えられている多くの潜在的ソーシャル・サポートの中で、まず注目されるのが配偶者のサポートであるが、産後六週での抑うつには夫とのコミュニケーション不足および夫からの援助の欠如が影響していること［Paykel et al, 1980］、産後二ヶ月では夫からの道具的（手段的）・情緒的サポートの程度が抑うつと明らかに関連していること［O'Hara, 1986］、産後三ヶ月では抑うつの要因が夫の情緒的サポートと夫の家事参加に関する不満感であったこと［Gjerdingen et al, 1994］などが研究によって明らかとなっている。また、細見［1991］、武田［1998］らも、この点について調査を行い、夫からのサポートの中では道具的サポートよりも情緒的サポートのほうがより産後抑うつを低める働きかけをすることを明らかにしている。一方、配偶者以外の者からのソーシャル・サポートの影響についても同様に研究がなされており、実親・義親・友人などからのサポートについて調査されている［Richman et al., 1991／O'Hara, 1986］。

4　抑うつと対人関係療法

うつ病に対するしては、さまざまな心理療法が用いられているが、そのなかで対人関係に焦点をあてた心理療法のひとつとして対人関係療法（Interpersonal Psychotherapy）をあげることができるだろう。対人関係療法は、一九三〇年代から一九四〇年代にかけて精神分析から分派して発展した対人関係学派の流れをくむものであり、対人関係学派の原理に基づいてクラーマン［Klerman, 1984］によって開発された。対人関係療法を開発するに当たって目標とされたことは、新たな心理療法を考案することではなく、理論と経験的根拠に基づいてうつ病への体系的アプローチを明確にすることであった［水島、1997］。つまり「うつ病の原因は対人関係である」というような仮説に基づいて治療法を作り出すのではなく、これまでの調査研究からうつ病に関して得られたデータをもとに、どのような治療法がうつ病を最も有効に治せるのかを整理するということが目標とされ［水島、2004］、それがマニュアル化されたものととらえることができる。

(1) 対人関係療法の特徴

対人関係療法とは、ダーナー［Dunner, 1993］によれば、対人関係のコミュニケーションにおける情緒的な状態や対人関係全体を問題にし、対人関係における感情はどうであったか、あるいはどのように対人関係が治療により進歩したか、あるいはどのようにその対人関係を評価しているか、対人関係の技術がどんな形になっているのか、ということに焦点をあて、それを明らかにするものである［町沢、2003］。その主な特徴は、今現在の対人関係に焦点をあて、その対人関係のパターンがどうであるか（例えば、依存的か、服従的か、権威的か、など）を把握すること、生じている対人関係上の問題を四つの領域に分けて扱うことなどがあげられる。問題領域とは、うつ病者が体験しているとされる対人関係上の問題であり、①悲哀、②配偶者、恋人、子ども、家族の他のメンバー、友人、仕事の同僚との間の対人関係状の不和、③役割の変化（新しい仕事、実家を出る、進学、新しい家や地域への転居、離婚、顕在的な変化、または家族での他の変化）、④対人関係の欠如（一人でいることや、引きこもっていること）の四つの領域である。また、個人のパーソナリティは認識されてはいるが治療の焦点とはならない。あくまでも、現在の重要な他者との関係を体系的に見直すことが、その目的となる［Markowitz, 2003／Klerman et al., 1984／町沢、2003］。治療期間はおおよそ一二から二〇セッションに限定され、短期療法を目指している。

(2) 対人関係療法の流れ

対人関係療法の面接（セッション）は、おおよそ三つの期（初期・中期・終結期）にわけて考えられており、それぞれの期で治療者が目標とすべき課題が設けられている［Klerman, 1984／Markowitz, 2003］（**表1**）。まず、初期のセッションでは、うつ病を医学的モデルに沿って診断し、患者にも説明する。うつ病の始まりと関係している主要な問題を明らかにして、その問題となっている領域に取り組むための治療についてはっきりとした契約を患者との間で結ぶ治療契約を確立する。つまり、うつと対人関係問題が診断され、評価される。この初期のセッションで治療者は、次の六つの課題を達成する必要があるとされている［Klerman, 1984］。

①うつ病についての話を始める

表１　対人関係療法（IPT）の順序［Markowitz, 2003（町沢［2003］より転載）］

Ⅰ初期	A．うつ病の扱い方
	1．うつ病の症状を調べる
	2．症状群に名前をつける：正式の診断
	3．うつ病とその治療についての心理教育
	4．患者に病者の役割（sick role）を与える
	5．薬物の必要性を理解する
	B．うつ病と対人関係的文脈を関係づける：対人関係的質問
	1．重要な人物との交流の性質
	2．患者と重要な他の人物との相互的期待、そしてこれが満足されているかどうか
	3．関係が満足している側面と不満足な側面
	4．カギとなる重要な対人関係の最近の変化
	5．対人関係での患者の願望を変化させる
	C．主な問題領域をつきとめる
	1．現在のエピソードと関係する問題を明確にし、治療目標を決める
	2．どんな対人関係がそのエピソードと関係するのか？ その中にどんな変化がありうるか？
	D．IPTの概念と契約を説明する
	1．問題の理解した点を概観する：公式化
	2．治療目標についての合意（中心的な問題領域）
	3．IPTのやり方を記す：“今ここで”の焦点 重要な関心を議論する；現在の対人関係を見返す；治療の実践的側面を議論する
Ⅱ中間期	悲しみ、役割の争い、役割変動、対人関係の欠如を治療する特定の戦略
Ⅲ終結期	A．得たものを確固としたものにする
	B．独立心を育てる
	C．罪悪感を気づいていない人にそれ（治療への非難）を明確にする
	D．再発の危険を考える
	E．もし妥当なら治療の継続と維持を再契約する

②対人関係質問項目を完了し、うつと対人関係の流れとを関連付ける
③主要な問題領域を明らかにする
④対人関係療法の原理と意図を説明する
⑤患者と治療契約を結ぶ
⑥治療の中で患者が期待されている役割を説明する

次に、中期のセッションでは、現在生じている対人関係の問題が扱われる。対人関係療法は短期で行われることが多いため、四つの問題領域のうち一つか二つにのみ焦点が当てられることが一般的である。また、この時期の治療者が心がけることとしては、

①問題領域に関係した話題を話し合えるように患者を助ける
②患者ができるだけ親密に自分のことを打ち明けられるように、患者の感情状態と治療関係に注意をむける
③患者が治療を休むのを防ぐ

などがあげられている[Klerman, 1984]。

最後に、終結期で行うこととして、治療が終結することに対して感じている気持ちを話し合い、治療中の進歩を振り返り、手をつけていない領域を明らかにすることがあげられている。その際治療者は、

①治療の終了についてはっきりと話し合うこと
②治療の終了は悲しみの時となる可能性があると認めること
③自分には独立した能力があると患者が認識できるようにすること

以上の三つを心がける必要があるとされている［Klerman, 1984］。

（田中奈緒）

引用・参考文献

青木邦男　1997　「高齢者の抑うつ状態と関連要因」『老年精神医学雑誌』第8号　401-410 p.

Abramson, L. Y., Metalsky, G. I. & Alloy, L. B.　1989　Hopelessness depression : A theory-based subtype of depression. *Psychological Review,* 96, 358-372.

Ainsworth, M. D. S., Blehar, M. C., Waters, E. & Wall, S.　1978　*Patterns of attachment : A study of the strange situation.* Hillsdale, NJ : Erlbaum.

Beck, A. T.　1976　*Cognitive therapy and emotional disorders.* Mark Paterson and International Universities Press, Inc.（大野　裕（訳）1990『認知療法――精神療法の新しい発展』岩崎学術出版社）

Beck, A. T.　1987　Cognitive models of depression. *Journal of Cognitive Psychotherapy : An International Quarterly,* 1, 5-37.

Bell, R. A., LeRoy, J. B. & Stephenson, J. B.　1982　Evaluating the mediating effects of social support upon life events and depressive symptoms. *Journal of Community Psychology,* 10, 325-340.

Bellings, A. G., Gronkite, R. C. & Moos, R. H.　1983　Social-environmental factors in unipolar depression‥　Comparisons of depressed patients and nondepressed controls. *Journal of Abnormal Psychology,* 92, 119-133.

Bellings, A. G. & Moos, R. H.　1984　Coping, stress, and social resources among adults with unipolar depression. *Journal of Personality and Social Psychology,* 53, 314-325.

Berkamn, L. F. & Syme, S. L. 1979 Social networks, host resistance, and mortality : A nine-year follow-up study of Alameda county residents. *American Journal of Epidemiology,* 109, 186-204.

Blazer, D. 1982 Social support and mortality in an elderly community population. *American Journal of Epidemiology,* 115, 684-694.

Bowlby, J. 1969 *Attachment and loss : Attachment.* New York : Basic Books.

Bowlby, J. 1973 *Attachment and loss(vol.2). Separation : Anxiety and anger.* New York : Basic Books.

Bowlby, J. 1977 The making and breaking of affectional bonds. *British Journal of Psychology,* 130, 201-210.

Bowlby, J. 1980 *Attachment and loss(vol.3). Loss : Sadness and depression.* New York : Basic Books.

Bowlby, J. 1988 Developmental psychiatry comes of age. *American Journal of Psychiatry,* 145, 1-10.

Bowling, A. 1994 Social networks and social support among older people and implications for emotional well-being and psychiatric morbidity. *International Review of Psychiatry,* 6, 41-58.

Bretherton, I. 1985 Attachment theory : Retrospect and prospect. *Monographs of the Society for Research in Child Development,* 50, 3-35.

Cassel, J. 1974 Psychological processes and "stress" : Theoretical formulations. *International Journal of Health Service,* 4, 471-482.

Caplan, G. 1974 *Support systems and community mental health : Lectures on concept development.* Behavioral Publications.(近藤喬一・増子 肇・宮田洋三（訳） 1979 『地域ぐるみの精神衛生』星和書店)

Cobb, S. 1976 Social support as a moderator of life stress. *Psychosomatic Medicine.* 38, 300-314.

Collins, N. R. & Read, S. J. 1990 Adult attachment, working models, and relationship quality in dating couples. *Journal of Personality and Social Psychology,* 58, 644-663.

Coyne, J. C. 1976 Toward an interactional description of depression. *Psychiatry,* 39, 28-40.

Dunner, D. L. 1993 *Current psychiatric therapy.* W. B. Saunders Company.

Fox, N. A. 1995 Of the way we were : Adult memories about attachment experiences and their role in determining infant-parent relationships : A commentary on van Ijzendoorn (1995). *Psychological Bulletin,* 117, 404-410.

柄澤明秀 1984 「高齢者のうつ状態：疫学――うつ病とうつ状態の発病率を中心に――」『老年精神医学』第1号 458-465p.

Gjerdingen, D. K. & Chaloner, K. M. 1994 The relationship of women's postpartum mental health to employment, childbirth, and social support. *The Journal of Family Practice,* 38 (5), 465-472.

Gotlib, I. H. & Hammen, C. L. 1992 *Psychological aspects of depression : Toward a cognitive-interpersonal integration.* Chichester, UK : Wiley.

Haines, B. A., Metalsky, G. I., Cardamone, A. L. & Joiner, T. 1999 Interpersonal and cognitive pathways into the origins of attributional style : A developmental perspective. In T. Joiner & J. C. Coyne (Eds.), *The interactional nature of depression : Advances in interpersonal approaches.* Washington, D. C. : American Psychological Association.

Hammen, C. L. & Peters, S. D. 1978 Interpersonal consequences of depression : Response to men and women enacting a depressed role. *Journal Abnormal Psychology,* 87, 322-332.

Hazan, C. & Shaver, P. 1987 Romantic love conceptualized as an attachment process. *Journal of Personality and Social Psychology,* 52, 511-524.

久田 満 1987 「ソーシャルサポート研究の動向と今後の課題」『看護研究』第20号 170-179p.

Hooper, D., Roberts, F. J., Hinchliffe, M. K. & Vaughan, P. W. 1977 The melancholy marriage : An inquiry into the interaction of depression. I. Introduction. *British Journal of Medical Psychology,* 50, 113-124.

細見 潤・西川良子・林 チエ子ほか 1991 「産褥婦のメンタルヘルスのための支援体制作りに関する研究第1報：産褥期のうつ状態に関するアンケート調査」『保健婦雑誌』 第47号 735-742p.

House, J. S., Robins, C. & Metzener, H. 1982 The association of social relationship and activities with mortality : Prospective evidence from the Tecumseh Community Health Study. *American Journal of Epidemiology,* 116, 123-140.

Irvine, J., Basinski, A., Baker, B. et al. 1999 Depression and risk of suddencardiac death after acute myocardial infarction ; testing for the confounding effects of fatigue. *Psychosomatic Medicine,* 61, 729-737.

Joiner, T. & Coyne, J. C. 1999 *The interactional nature of depression : Advances in interpersonal approaches.* Washington, D. C. : American Psychological Association.

岸 玲子・江口照子・笹谷春美ほか 1994 「高齢者のソーシャル・サポートおよびネットワークの現状と健康状態─旧産炭地・夕張と大都市・札幌の実態」『日本公衆衛生雑誌』 第41号 474-488p.

岸 玲子・江口照子・前田信雄ほか 1996 「前期高齢者と後期高齢者の健康状態とソーシャル・サポート・ネットワーク─農村地域における高齢者（69─80歳）の比較研究」『日本公衆衛生雑誌』 第43号 1009-1023p.

Klerman, G. L., Weissman, M. M., Rounsaville, B. J. & Chevron, E. S. 1984 *Interpersonal Psychotherapy of Depression.* New York : Basic Books.（水島広子・嶋田 誠・大野 裕（訳）1997『うつ病の対人関係療法』岩崎学術出版社）

Kreitman, N., Collins, J., Nelson, B. & Troop, J. 1971 Neurosis and marital interaction : IV. Manifest psychological interactions. *British Journal of Psychiatry.* 119, 243-252.

Lin, N.　1986　Conceptualizing social support. In N. Lin, A. Dean & W. Ensel（Eds.）, ***Social support, life events, and depression.*** Orlando：Academic Press. 17-48.

Markowitz, J. C.　2003　***Interpersonal psychotherapy. Textbook of clinical psychiatry.*** American Psychiatric Press, Inc.

増地あゆみ・岸　玲子　2001　「高齢者の抑うつとその関連要因についての文献的考察――ソーシャル・サポート・ネットワークとの関連を中心に――」『日本公衆衛生雑誌』第48号　435-448p.

町沢静夫　2003　「対人関係療法」『精神療法』第29号　48-54p.

水島広子　2004　『自分でできる対人関係療法』創元社

O'Hara, M. W.　1986　Social support, life events, and depression during pregnancy and the puerperium. *Archives of General Psychiatry,* 43, 569-573.

大森健一　1984　「高齢者のうつ状態・・発生要因」『老年精神医学』第1号　467-473p.

Paykel, E. S., Emms, E. M. Fletcher, J. et al.　1980　Life events and social support in puerperal depression. *British Journal of Psychioatry,* 136, 339-346.

Richman, J. A., Raskin, V. D. & Gaines, G.　1991　Gender roles, social support, and postpartum depressive symptomatology. *Journal of Nervous and Mental Disease,* 179, 139-147.

Roberts, J. E., Gotlib, I, H. & Kassel, J. D.　1996　Adult attachment security and symptoms of depression・・　The mediating role of dysfunctional attitudes and low self-esteem. ***Journal of Personality and Social Psychology,*** 70（2）, 310-320.

坂本真士・佐藤健二（編）　2004　『はじめての臨床社会心理学――自己と対人関係から読み解く臨床心理学』有斐閣

Schaefer, C., Coyne, J. C.& Lazarus, R. S.　1981　The health-related functions of social support.

Journal of Behavioural Medicine, 4, 381-406.

Sroufe, L. A. & Waters, E. 1977 Attachment as an organization construct. *Child Development*, 48, 1184-1199.

高橋祥友 1999 「高齢者の自殺」Geriatric Med. 37, 991-994.

武田 文・宮地文子・山口鶴子・野崎貞彦 1998 「産後の抑うつとソーシャルサポート」『日本公衆衛生学雑誌』第45号 564-571p.

浦 光博 1992 「支えあう人と人、ソーシャル・サポートの社会心理学」『セレクション社会心理学8』サイエンス社

妊娠分娩と抑うつ

當山国江

女性が妊娠・分娩・育児をしていく中で、身体的、精神的ストレスは大きく、さまざまな精神障害を発症しやすい。妊娠すると、女性は生活の変化に直面し、出産育児に備えて物理的、身体的な側面はもちろん、心理的適応をしようと準備をすすめる。産褥《じょく》期に精神障害が発症しやすいのは周知の事であるが、長い妊娠期間中にも精神障害は発症し、抑うつ症状を発症する事例は経験される。嬉しいはずの妊娠の発見が、悪阻や流産の危険など身体的変化が加わり妊婦の精神症状に少なからず影響する。妊娠期間中に精神障害が発症する頻度として北村ら[*]は、妊娠初期で31%、妊娠中期12%、妊娠後期に14%としている。また、発症要因として、初回妊娠、人工妊娠中絶の経験、吐き気や嘔吐などの身体症状、月経困難症、精神科既往歴と家族歴、性格傾向、一五歳以前の養育者の喪失体験や否定的態度、妊娠に対する本人、配偶者の心理的態度などをあげている。このような要因は、通常の産科健診の中では把握が不十分となりやすい。周産期に関わる医療従事者は、これらの発症要因を視野にいれ、妊娠早期に情報を把握し、適切なケアを提供することが必要である。

当科でこれまで経験された妊娠うつ病の症例を紹介する。

症例1は年齢三三歳、初産婦、六年間の不妊治療後に品胎妊娠が成立し、切迫早産管理のため、長期入院中にうつ病を発症した。望んだ妊娠ではあったが、品胎妊娠、切迫早産から来る食事摂取困難、体動の制限、腰痛、長期の安静入院による精神的ストレスの悪化、薬剤性の肝機能障害による倦怠感などが持続した。妊娠二八週頃から、涙ぐむ様子が多くなり、助産師による精神科診断面接の結果、妊娠うつ病と診断した。患者は、「妊娠中、ここまで自分が追い詰められると思わなかった」、「医師も助産師も廻って来るけれど、自分が限界なのを理解していない」、「励ましているつもりでも患者は、追い詰められる」、などを訴えた。この症例から、日常生活で全面的に介助を受ける事が患者にとってストレスになることが指摘できる。また、入院や薬剤による治療の必要性を十分理解してもらい、患者自身で前向きに意思決定してもらうことの重要性を認識させられた。

医療者は児の生存率のみに視点を向けるのではなく、表情や身体症状から患者の心理的状況、問題を予測することが必要であると考えられる。産後は、マタニティブルーズの出現はあったが、産褥早期に軽減し精神障害の発症はなく退院し、家族、福祉支援を受けながら三人の子どもの育児を行った。

症例2は年齢二二歳、一回経産婦で、友人が自殺したのを契機に、妊娠二六週頃からうつ症状が出現した。第一子の育児と家事ができず、自宅にこもりがちになり、「自分も友人と同じようになってしまうのではないか」と不安を強く訴えていた。電話訪問、助産師外来での面談を行ったが、症状が悪化し妊娠二九週で産科病棟に入院になった。入院中はキーパーソンである夫に付き添ってもらった。家族は患者のわがままと理解しているため、うつ症状が強いこと、入院が必要であることを説明し、両親、姉妹で育児分担をしてもらいソーシャルサポートの調整を行った。一八日間入院したが向精神病薬を内服することなく退院し、産後は精神症状の発症はなく、自宅で二人の子どもの育児を行った。

妊娠期間中の精神疾患の特徴として妊娠前半期に出現することが多く、妊娠中の抑うつ症状は分娩までには消失し、産後うつ病とは重複することが少ない点があげられる。妊娠期と産褥期のうつ病は異なった背景要因を持っていると考えられ、これらの特性と背景要因を理解し、妊娠を一つのストレッサーとして理解することが必要である。女性を取り巻く社会情勢が大きく変化し、妊娠した女性に対し大きな精神的・心理的ストレスが加わるようになってきた。産科医療に関わるスタッフは妊婦の心の変化に関心を持ち援助することが重要である。

＊ 北村俊則ほか「妊産褥婦におけるうつ病の出現頻度とその危険要因」『これからの妊産褥婦の健康管理システムに関する研究・平成八年度研究報告書』一九九七

（とうやま・くにえ　琉球大学周産母子センター）

第2節　抑うつと職場のメンタルヘルス

1　はじめに

労働者において、抑うつはごく一般的な精神症状であり、またうつ病は主要な心の健康問題である。過去には、職場のメンタルヘルスにおいては、統合失調症やアルコール依存症の事例が占める割合が大きかった時代もあるが、今日の職場では、急速に変貌する社会および労働環境にともなってうつ病や抑うつを生じる労働者が増加している。今日の職場のメンタルヘルスにおいてはうつ病や抑うつ症状を診断・評価し、適切な治療にと結びつけることが必須の技術になっている。

2　職場における抑うつの現状

(1)　職場における抑うつの頻度

①職場におけるうつ病および抑うつの有病率

労働者におけるうつ病の頻度に関する研究は必ずしも多くない。DSM-ⅢあるいはDSM-Ⅲ-R診断基準に基づく、米国およびわが国における勤労者中のうつ病の有病率調査の結果を**表1**に示す。わが国からのデータが少ないのは残念であるが、過去一二ヶ月間に少なくとも数%の労働者がうつ病を経験していると推測される。またこれらのデータはやや以前のものである。労働者に限定してはいないが、一九九〇年以降の米国の疫学調査［Kessler et al., 1994／2003］では、大うつ病の過去一二ヶ月有病率は7～8%と報告されており、労働者におけるうつ病の頻度もさらに増加している可能性がある。この他、わが国のソフトウェア技術者において大うつ病（DSM-Ⅲ）が6%に認められたという高い有病率を報告した研究もある［庄司ほか、1990］。

うつ病の診断基準を満たさない抑うつも労働者には多く見られる。Zung SDS*を用いた調査では、抑うつの有症率（Zung SDS素点で48点以上）は、約9%であった［Kawakami et al., 1995］。CES-Dを用いた調査（CES-D一六点以上を抑うつとした場合）では、労働者の20～25%が抑うつという結果であった［川上ほか、2005］。ある時点で労働者の少なくとも一～二割が抑うつを経験していると考えられる。また労働者を追跡調査した研究からは、抑うつ症状のなかった労働者から一年後に抑うつ症状が発生する者は5%であり、四年後までに一度は抑うつを経験する者は14%であった［Kawakami et al., 1995］。

Zung SDS

Zung WWKによって開発された二〇項目からなる抑うつの自己記入式調査票。素点で48点以上がもっとも効果的にうつ病をスクリーニングできるとされている。一時国内外で広く使用されたが、重症うつ病で得点が低下することが報告されてから使用されることが少なくなっている。

表１　米国およびわが国における、労働者中の大うつ病（DSM-Ⅲ/DSM-Ⅲ-R 診断基準）の頻度

調査対象（報告者）	性別	人数	有病率(%)* 1ケ月	6ケ月	12ケ月	生涯
米国：						
電力会社従業員	男性	325	—	—	9.2-16.3	—
［Bromet ほか、1988］						
新聞社管理職	男性	1,556	—	—	8.6	22.9
	女性	314	—	—	16.6	36.0
［Bromet ほか、1990］						
ECA 調査勤労者**	男性	4,458	1.7	2.0	2.3	3.8
	女性	4,113	3.1	4.3	5.2	9.5
［Roberts ほか、1993］						
日本：						
甲府調査勤労者	合計	140	—	4	—	14
［Kawakami ほか、1996］						

＊期間有病率。調査時点から過去にさかのぼって１ケ月、６ケ月、12ケ月、生涯の各期間内に大うつ病に罹患した者の割合を示す。

＊＊Epidemiologic Cathcment Area Study（1980-82）による。

②職場におけるうつ病による受療率

わが国の企業のメンタルヘルスサービスにおける報告によれば、躁うつ病圏（抑うつ反応を含む）の受療率は従業員千人あたり〇・七～一・六である［藤井、1988］。大うつ病（DSM‐Ⅲ）の年間の平均新規受診率は従業員千人あたり一・六と報告されている［Kawakami et al., 1990］。地域と同様、職場においても、うつ病を経験した労働者の多くは治療を受けていないか、場合によってはうつ病であることに気づいていないと思われる。

(2) 社会的問題としての職場のうつ病とその対策

①精神障害や自殺の労働災害

労働災害とは、会社や本人の過失の有無は問わず（「無過失責任主義」）、仕事のために発生した傷病（業務上傷病）や後遺障害に対し一定の補償を行う（「定額補償」）制度である。平成一一年には、厚生労働省により精神障害や自殺に関する業務上外の判断基準が公表され、それまでは事例の少なかった自殺やうつ病に対しての労働災害補償の判断がより容易に行えるようになった。この後、精神障害や自殺に対する労働災害補償請求の件数が大幅に増加し、また認定件数も増加している（図1）。この判断基準では、原則として大きな仕事上の出来事が発生した後六ヶ月間に精神障害や自殺が生じた場合に業務との関連性があったと見なすことになっている。例えば、会社にとって重大な損害を与えるような仕事上のミスをした後、六ヶ月月以内にうつ病を発病した場合、労働災害の申請が検討される対象となる。

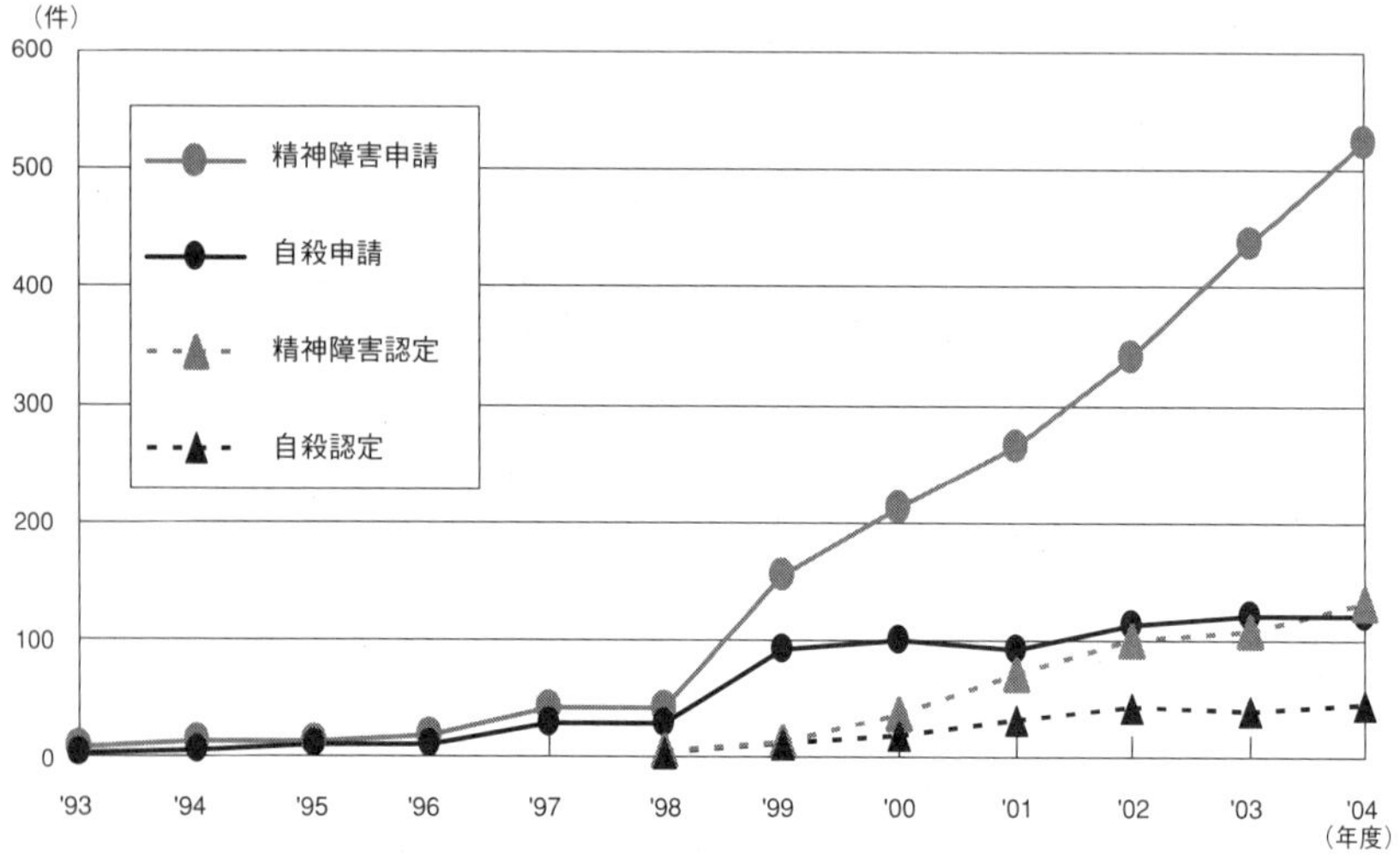

図1　増加する精神障害や自殺の労働災害

＊認定件数は、同年に申請されたものに対する認定ではないことに注意。

②過労自殺の民事訴訟

一方、長時間労働や過重な業務の後に自殺した労働者の遺族が事業場を訴える民事訴訟（いわゆる「過労死裁判」）が注目を集めている。遺族側が勝訴した例では一億円近い賠償金や和解金が遺族に支払われている。このように従業員の過労自殺について事業者側の責任が大きく問われるようになったきっかけをつくったのが、「電通事件」*である。過労自殺の民事訴訟では、従業員に病気や死亡の危険があるにもかかわらず、その危険性を排除するための措置を「安全配慮義務違反」の責任が事業者に問われる。例えば、法定を超える過重労働（残業）をさせた、健康診断の結果で軽易な仕事に配転しなければならないのに会社がそれをしなかった、本人が激しい精神的ストレスを受けているのに会社は医師に見せる、あるいはカウンセリングをするなどの十分なケアをしなかった点が問題とされている。

③「労働者の心の健康の保持増進のための指針」と職場におけるうつ対策

わが国の事業場のメンタルヘルスケアは、二〇〇〇年八月の最初の指針に引き続き、二〇〇六年三月に厚生労働省から出された「労働者の心の健康の保持増進のための指針」*に基づいて実施されている。この指針では、事業者がメンタルヘルスを重要と考え、これに積極的に取り組むための心の健康づくり計画を策定し、「四つのケア」と呼ばれる、労働者、管理監督者、産業保健スタッフおよび事業場外資源（医療機関など）がそれぞれの役割をもって事業場全体としてメンタルヘルスケアを推進することが重要であるとしている。

電通事件

電通（大手広告代理店）に入社し、ラジオ局に配属され企画立案などの業務に携わっていた二〇代男性が、長時間残業・深夜勤務・休日出勤などの過重労働の後、うつ病になって一九九一年八月、自宅で自殺した。両親が東京地裁に提訴、一審（東京地裁）・二審（東京高裁）とも会社側の責任を認めたが、二審では両親にも落ち度があったとして賠償額を減額した。三審（最高裁）では『会社側には長時間労働と健康状態の悪化を認識しながら負担軽減措置（安全配慮義務）を取らなかった過失がある。』として、東京高裁に審理のやり直しを命じた。平成一二年六月に和解が成立し、①会社は遺族（両親）に謝罪するとともに、社内に再発防止策を徹底する、②会社は一審判決が命じた賠償額（一億二六〇〇万円）に遅延損害金を加算した合計一億六八〇〇万円を遺族に支払うこととなった。

労働者の心の健康の保持増進のための指針

二〇〇〇年八月に出された厚生労

職場におけるうつ病や抑うつへの対策も、この指針の中で、特に教育研修・情報提供、職場環境などの改善、メンタルヘルス不調への気づき、復職への支援などの具体的対策により実施されることとされている。

3　職場における抑うつ関連症候群

(1)　気分障害

抑うつを生じる疾患で最も代表的なのは、気分障害、特にうつ病（大うつ病）である。職場と関連して、「昇進うつ病」、「荷下ろしうつ病」などの特別なタイプのうつ病の存在が報告されている。「昇進うつ病」は、管理職への昇進により仕事内容が変化し、しばしば自分の能力がないために責任を遂行できないという罪悪感をともなって相談される事例である。ただし昇進した者全体では昇進後、抑うつ症状は改善する傾向にあり、特定の条件にある者が昇進うつ病を発症することになると推測される。管理職としての適性に疑問のある者の昇進（特に性格的に管理職に向かない者の昇進）、本人は管理職への昇進を希望していなかったが諸般の理由で昇進した者、管理職としての業務遂行技能について事前に修得する機会のなかった場合などが実際に事例で見られる昇進うつ病発症の状況である。「荷下ろしうつ病」は、過重な業務が一段落したあたりで、抑うつ症状が出現し、うつ病へと移行する事例である。例えば数ヶ月に渡り長時間の残業を含む集中的なプロジェクト

働省による初めての職場のメンタルヘルス指針である「事業場における労働者の心の健康づくりのための指針」を基本としながら、労働安全衛生法改正や個人情報保護法の成立などを反映して作成された最新の指針。事業者が行う労働者の健康確保の努力義務（労働安全衛生法）に対応する指針として位置づけられている。

に拘束された後、プロジェクトが一段落して時間に余裕がでたころに、意欲の低下が強まり、うつ病で休業するような事例である。「忙しい時は夢中で仕事をしていたが、一段落した時になぜかむなしくなって」というのが当事者からよく聞かれる声である。精神病理学的には大変に関心の集まる状態であるが、一方、過重な労働による生体リズムの乱れなど生理的変化の影響も関与していると推測される。

職場のメンタルヘルスの相談対応の経験からは、気分変調性障害の事例はそれほど多い印象がない。双極性障害のうつ病エピソード期の相談もうつ病の症例数の十分の一程度見られる。数は少ないものの、そう病エピソードへの移行への対応の事前準備ができていないと、職場や関係者が混乱することが多く、要注意である。軽そう病エピソードは時に精神科医によっても見逃されることがある。

(2) 職場不適応症

抑うつを生じる病態として、特に職場で注目しておく必要があるのが「職場不適応症」という症候群である。これはDSM-Ⅳでは適応障害の概念と対応すると考えられている。すなわち、発症や症状の持続に、職場環境の関与が大きく、その要因が取り除かれると、軽快する。

藤井と夏目らは、職場不適応症をいくつかの群に区分している。その中核群は、配置転換や昇進などの職場環境の変化に対して、個人の性格傾向や価値観などがうまく適合できず、就業への不安、緊張、焦燥感が生じたり、部分的抑うつ症状をともなう状態である。

第一の特徴的症状として、〝出勤したいのにできない〟という強い葛藤から、就業への不安、緊張、焦燥などの症状が認められる。職場に近づくに従い、動悸がし、冷や汗が流れ、足がすくんでしまう、出社できずにUターンし、公園などで終日過ごし、帰宅する、朝起きられなくなる、という症状が観察される。仕事や会社に対してのみ抑うつが発生する「部分的抑うつ」も特徴的な症状である。「月曜日の朝はひどく憂うつな気分におそわれるけれど、金曜日の午後からは気分がよくなる」とか、「仕事では落ち込んだ気分になるけれども趣味には熱中できる」といった症状が認められる。職場不適応症に陥りやすい性格傾向として、几帳面、真面目で融通性に乏しいタイプや受け身で神経質なタイプがあげられている。

(3) その他の二次的な抑うつ

その他の疾患により二次的に抑うつが発生することもある。アルコール依存症は、経過の中で軽度の抑うつを生じる場合がある。抑うつを主訴として来談した場合に、これまでのアルコール依存症の病歴を十分に聞き取れないと、対応を誤る場合がある。さまざまなパーソナリティ障害が、職場の対人関係上の問題を生じて事例化し、来談する場合もある。この場合も抑うつだけを見て対応すると、職場における問題を見逃してしまい、対応が不十分になる。

最近では、高機能広汎性発達障害や注意欠陥・多動障害（ＡＤＨＤ）などを持った労働者が、職場で不適応を生じて抑うつ状態をおこす事例も報告されるようになってきた。広汎性発達障害やＡＤＨＤについては、十分な治療法はないが、当事者への周囲の対応法についてはは技術がかなりととのってきている。しかしこうした情報は職場には十分伝わっていないため、それと知らないとむしろ問題を悪化させるような対応をしてしまう場合もある。まれな事例であるが、就業年齢の間に認知症を発症する事例もある。こうした場合にも抑うつが主訴として最初に現れることがあり、注意が必要である。

4　職場における抑うつの危険因子

(1)　職業と抑うつ

米国の研究によれば、大うつ病の六ヶ月有病率は、住宅サービス従事者、機械操作員、販売従事者に高いとされている［Roberts & Lee, 1993］。質問票で評価された抑うつについては一般に管理・事務職に比べて製造・組立職で抑うつ症状の頻度が高い。抑うつの発生率と持続率を分けて検討した研究では製造・組立職で抑うつ症状がより発症しやすいことが確認されたが、持続期間に差はなかった［Kawakami et al., 1995］。製造・組立職における抑うつ症状の高さはその発生頻度が高いためであり、経過（持続期間）が異なるためではないと推測される。抑うつの頻度を職種間で詳細に検討した研究では、管理職、事務職などで抑うつが低く、製造組み立て、肉体労働などで抑うつが高いという職業階層に一致したパターンが認められた（**図2**）［川上ほか、2005］。しかしこの研究では、技術職で

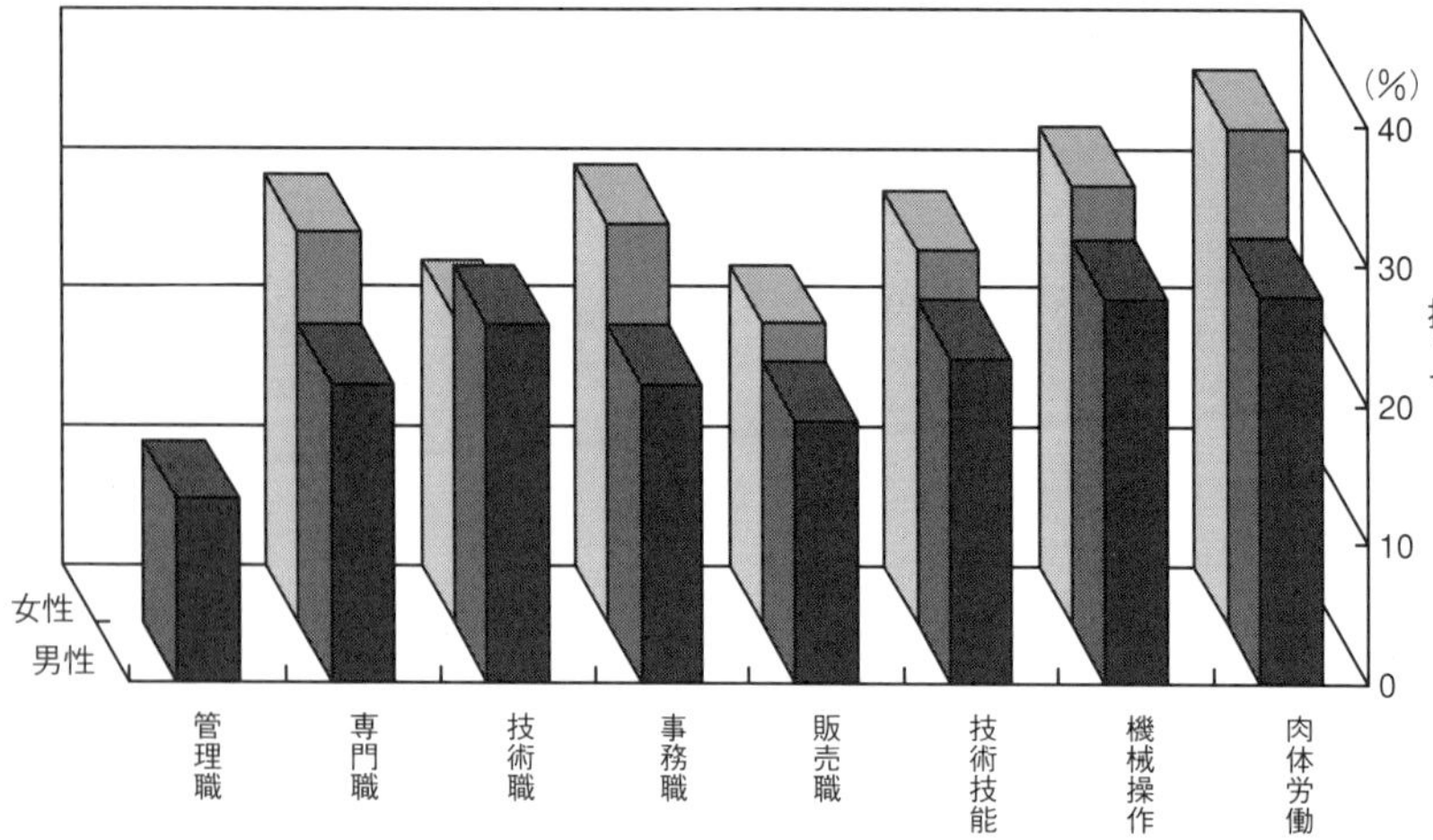

図2　職業階層別の抑うつの頻度（%）*

*女性では、管理職と専門職を合わせて1つのカテゴリーとした。職業階層間の有意差は男性では p＜0.001（df=7)、女性では p=0.020（df=6)。トレンドは男女いずれも p＜0.01。

は事務職よりも抑うつが高いなど、例外的な傾向も観察されている。農業、製造組み立てにくらべて事務職、管理職、教師などで双極性障害に対する大うつ病の比率が高くなっているとの報告もある［Otsuka & Kato, 2000］。

(2) 仕事のストレスと抑うつ

精神的な仕事の負担感がある者では、精神科を受診する割合が一・四〜二・三倍高い。仕事の要求度が一年間の大うつ病（ＤＳＭ－Ⅲ）の発生に影響することも報告されている。職場の人間関係に問題がある者は五倍、仕事の不適性感がある者では一四倍うつ病になりやすいと言われる。逆に、仕事の要求度が高くても、職場の支援があると（人間関係がよいと）うつ病になりにくい。失職、昇進、降格、勤務形態の変化などの仕事に関連した出来事も、労働者のうつ病の発症に関係している。

もっと軽度の抑うつについても、仕事の責任、仕事のペース配分困難さ、仕事の不適正感、問題のある人間関係が多い場合に、一〜三年後の抑うつが発生しやすくなることが報告されている。この他に労働者の精神的訴えと関係していることがわかっている職業性ストレス要因としては、上司や同僚の支援の不足、仕事上の責任や期待が不明確であること、矛盾する指示や人員不足などによる作業の困難さ、新しい技術や知識への不安、昇進の遅れ、解雇の不安などがある。なお職業性ストレスと精神的な訴えとの関係は、個人の性格の影響を除いても見られる。

仕事のストレスと心身の健康障害との関連は、いくつかの主要な仕事のストレスに従って整理されている。以下に、主要な仕事のストレスモデルを紹介する。

①仕事の要求度――コントロールモデル

カラセック［Karasek, 1979］は、作業の量的負荷の健康影響が管理職では小さく組立ラインの作業者では大きいなど、職種によって異なることに注目し、仕事のコントロール（裁量権）が作業負荷の影響を修飾する可能性を着想した。この結果が、「仕事の要求度―コントロールモデル」（Job demands-control model）である。JD-Cモデルは「仕事のストレインモデル」（job strain model）あるいは「仕事の要求度―裁量の自由度モデル」（Job demands-decision latitude model）とも呼ばれる。論文タイトルにjob strainという単語が表れた場合には、多くの場合このモデルを指すと考えてよい。

仕事の要求度とは、量的負担、役割ストレスなど作業に関わる種々のストレス要因を総合したものである。一方、仕事のコントロール（裁量権や自由度）は、仕事上の技能の幅と決定権とを合わせたものである。このモデルでは、作業の特性は仕事の要求度および仕事のコントロールの高低により四つに分類される（**図3**）。高い仕事の要求度と低いコントロールにより特徴づけられるグループは「高ストレイン（high strain）」群と呼ばれ、心理的なストレス反応が高くなるとされる。例えば、仕事の要求度が高く仕事のコントロールが低い「高ストレス群」で、疲労感、抑うつ症状、仕事の不満感、精神安定剤の使用頻度が多いことが報告されている。

このモデルは、単なる仕事の要求度のみによってはストレス反応は決まらず、仕事のコ

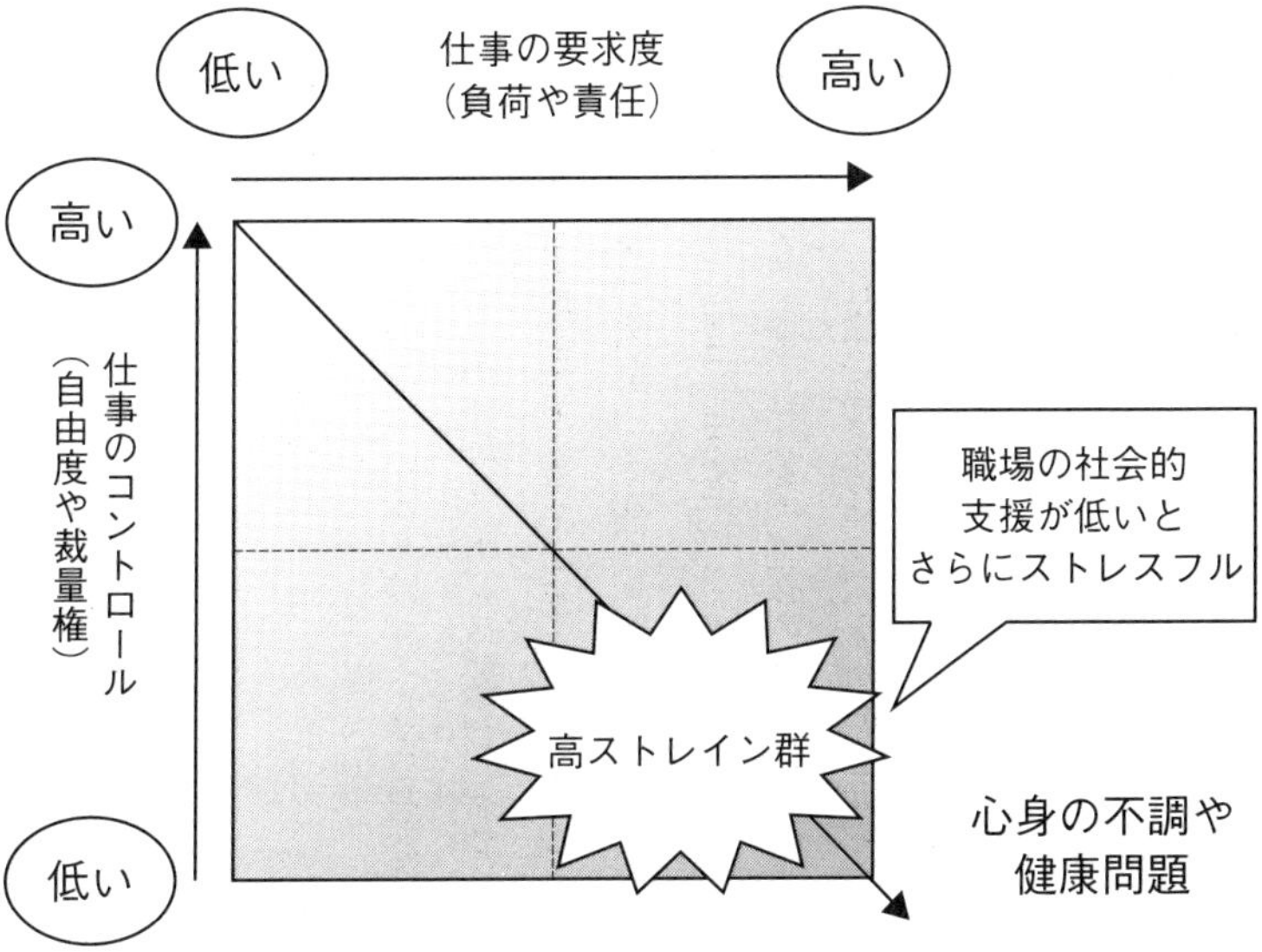

図3　仕事の要求度―コントロールモデル

ントロールによってこれが修飾されるとした点が画期的であった。特にカラセックは仕事の要求度が高く仕事のコントロールが高い「活動的」な職種では生産性が高まるとし、ストレス反応を軽減するために単に仕事の要求度を軽減するのではなく要求度に見合った仕事のコントロールを与えることが重要であるとした。

②職場での社会的支援

職場の上司や同僚などからの社会的支援がないことは、それ自身が精神疾患や抑うつの発症と関係があり、また社会的支援は、その他のストレス要因の影響を緩和することが知られている。ジョンソンとホール［Johnson & Hall, 1988］は、上述したＪＤ‐Ｃモデルに、職場における社会的支援の要因を加えて三次元に拡張した「要求度―コントロール―社会的支援モデル」（Demand-control-support model）を提唱した。このモデルでは、仕事の要求度が高く、コントロールが低く、かつ社会的支援の少ない場合に最もストレスや健康障害が発生しやすくなるとされる。仕事の要求度―コントロールモデルおよび要求度―コントロール―社会的支援モデルは、そのシンプルさから職業性ストレスの研究者および実践家から支持を受けた。

③努力―報酬不均衡モデル

一九九六年になって、職業性ストレスの新しい理論モデルが登場した。シーグリスト［Siegrist, 1996］は、仕事上の努力の程度に対して、その仕事から得られる報酬が不足の場合に、より大きなストレス反応が発生すると考えた。これが努力─報酬不均衡モデル（Effort/Reward Imbalance Model）である（図4）。報酬には、仕事の要求度に見合った給与、将来の見込み、周囲の人たちからの評価などが含まれる。また彼らのモデルの特徴は、努力の中に、職場環境のストレス要因（仕事の要求度）と、個人の行動特性から内的に生じる要素とを含めた。この点で、彼らのモデルは個人特性を考慮したモデルとなっている。その後の一連の研究で、努力と報酬の得点比が抑うつを予測するという研究成果が報告されている。

(3) 労働時間と抑うつ

労働時間が長い場合に抑うつの頻度が増加することが知られている。しかしその関係は一般的には弱い、直線関係であり、従って抑うつを発症させやすい労働時間のカットオフ点を求めることは困難である。労働時間とうつ病の発症に関する研究はきわめて限られている。一部の研究には、週四一時間以上労働で、週四〇時間以下の労働よりもうつ病の頻度が二・二倍高かったという結果も見られるが、これは女性のみであり、男性ではむしろ週四一時間以上労働の場合にうつ病の頻度がやや低かった［Shields, 1999］。多くの研究では労働時間とうつ病との間には明確な関係が認められていない［Bromet et al. 1990／Kawakami et al, 1990］。これは、精神障害および自殺の業務上外の判断指針に長時間労働が参考とすべき要因としてとりあげられていたり、過労自殺の民事訴訟において労働時間が過重労働の判断の根拠とされている現実とは異なる点である。ただし症例から見た場合

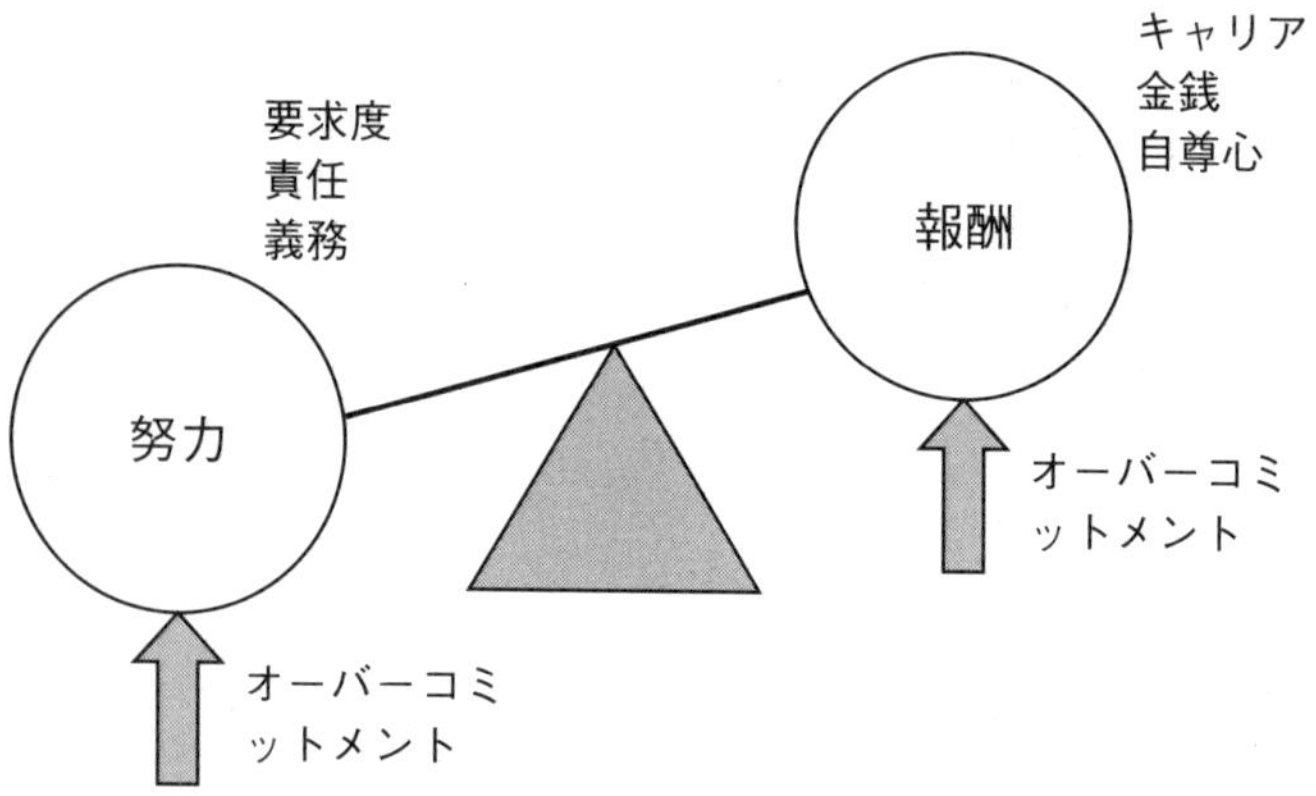

図 4　努力―報酬不均衡モデル

には明らかな長時間労働によりうつ病を発症した事例は確かに存在するため、長時間労働に対して脆弱性を持ったり、他の社会心理的ストレスとの複合的な過重を受けて発症する一群がいる可能性は残されている。

5　職場におけるうつ病の経過と経済的影響

(1)　職場におけるうつ病の経過

一般に、職場におけるうつ病者の予後は、他の精神疾患と比較して良好であると言われる。躁うつ病の在職者八五名中、「多少問題はあるが勤務状態ほぼ良好」以上の適応水準の者は七一名（84％）であった［春原、1981］。社内にメンタルヘルスサービスを持たない企業において、職場復帰後一～八年の大うつ病者（DSM‐Ⅲ）六〇名の適応状態（DSM‐Ⅲ第Ⅴ軸）を調査した結果でも四九名（82％）が「良好」以上であった。勤労者におけるうつ病者の適応が比較的良好であることが推測される。またこれらの報告におけるうつ病者の自殺率はいずれも約2％であった［春原、1981／川上ほか、1987］。しかし感情障害（ICD9）八九名の最大二〇年にわたる経過を観察した報告では、五名（6％）が自殺死亡していた［中村、1990］。うつ病の自殺についての長期予後および企業間の差については、さらに検討が必要である。

我々の調査では、職場復帰後四年目まで累積再発率が直線的に増加し、20％程度の者がこの間に再発することが示された。職場復帰後数年間は、再発予防および職場適応向上のための支援が続けられるべきであると考える。

うつ病以外の抑うつの経過に関する研究は少ないが、労働者集団において抑うつを有していた者（全体の約一割）を追跡した結果では、一年後の抑うつの持続率は50％、四年後の持続率は20％であった［Kawakami et al., 1995］。このことから抑うつの持続期間の中央値は約一年であると推定される。また抑うつ症状を持つ者のうち五人に一人は四年以上にわたる慢性的な経過をとると思われる。

(2) 社会的コスト

米国ではうつ病による経済的損失は四三七億ドルである［Greenberg, 1993］。うち医療費負担は一二四億ドル（28％）にとどまっており大部分は自殺死亡の増加分と労働生産性の低下によるとされる。過去三〇日間に大うつ病を経験した者では、平均して一ヶ月に一・五〜三・二日欠勤日が増加し、その損失コストは一八二一〜三九五ドルと推定されている［Kessler et al., 1999］。

6 変貌する労働環境と労働者の抑うつ

(1) 変貌する労働環境

今後わが国の企業はより一層急激な変革期を迎える。現在すでに進行しているリストラ、アウトソーシングをはじめとして、終身雇用や年功序列制度などの従来の企業文化は大きく崩れようとしている。加速する情報通信（ＩＴ）技術の進歩も労働の態様をさらに大きく変化させようとしている。こうした労働環境の変化は、労働者の抑うつにも影響を与えると考えられる。ここでは、変革期の職場メンタルヘルスに関連して、いくつかの労働者グループをとりあげてその様相を記述する。こうした職種や労働環境の下での労働者に抑うつが増加する可能性がある。

(2) ソフトウェア技術者

情報システム開発従事者のストレスに対する関心が、一九八〇年代のはじめに端を発するようである。その時すでに情報システム・アナリストやコンピュータ・プログラマは、その後一〇年間で需要が伸びるであろうトップの職種であることが、予想されていた。近未来の社会における人々の well-being や社会の生産性、成長のためには、高度情報化を支える情報システム従事者の役割がますます重要となる。しかしながら、この職種は、きわめてストレスフルな職種であることが判明してきている。

朝倉［1999］は、ソフトウェア技術者のストレス研究を文献レビューし、そのストレスの特徴として、①仕事の量的負担の高さ、②納期までの時間的切迫、③技術的な困難さや開発経験を他の開発に生かし難いこと、④技術のターンオーバーの速さ、⑤仕事のコントロールの不足をあげるとともに、これらが構造的に絡みあってソフトウェア技術者のストレスを生じていると結論している（図3）。我が国でもソフトウェア技術者は、仕事量の過重感、労働時間の長さ（残業時間、夜勤、徹夜作業、休日出勤）、同時進行のプロジェクトの多さなど量的負担が多い。こうしたストレスの特徴は、ソフトウェア開発作業の特徴にも由来しているが、一方でこの業種が新しいために労務管理が未成熟であることにも由来している。

さらに重要なことは、ソフトウェア技術者のストレス要因として、昇進や将来性の見通しが持てない、技術者として成長するための教育機会の乏しさ、キャリア形成について経営者・管理者に方針が不明確である、といったキャリア・ディベロップメントに対する問題点がストレッサーとなっていることである。ソフトウェア技術者はキャリアを積み重ねて、通常は技術者から管理職に昇格していくが、その移行年齢において管理者としての適性や、技術者から管理者へ昇進する本人の能力と意志の問題がある。技術者が技術以外のスキルを獲得しているか否かが、ストレス問題に関わってくると考えられる。このようなキャリア・ディベロップメントの未確立の問題は、技術者において抑うつ感に影響していることが報告されている。この問題の背景には、人材育成における企業のポリシー確立の難しさ、技術者としてのライフプランニングとアドバイスの不足などが考えられる。また、ソフトウェア技術者は転職が多いこと、必ずしも管理者への昇進を望まず技術者として働き続けたい意向を持っていることも関係している。ソフトウェア技術者のメンタルヘルスを考える場合に、この問題は重要となる。

(3) リストラ・ダウンサイジング下の企業従業員

近年、我が国の企業は、競争環境の激化、企業成長の鈍化、従業員の高齢化といった環境要因の変化に対応すべく、情報化の推進、組織の統廃合を含む大掛かりな変革を実施している。日本企業は終戦後からバブル経済の崩壊に至るまで、いわゆる終身雇用・年功序列の制度を保持してきた。しかし、長期化する不況への対応、国際競争力の確保のために、リストラによる人員削減、ならびに業務の外注化や非正規従業員の活用（アウトソーシング）など、従来の日本型経営とは異なった人事管理制度や雇用形態を導入しつつある。これらの施策は、従業員の心理的状態にさまざまな影響を及ぼしていると推測される。渡辺らはこの問題を米国の文献を中心にレビューし、その特徴と対策について結論している。

リストラによる失業が個人に大きな心理的ダメージを与えることは言うまでもない。一方、リストラによる人員削減は、その後企業に残る従業員にもさまざまな心理的影響を与えることが明らかになっている。リストラ後も企業に留まる従業員は「サバイバー（survivor）」と呼ばれ、彼らが示す心理的反応は「サバイバーシンドローム（survivor syndrome）」と呼ばれる。サバイバーを対象とした研究の中には、肯定的な反応を示すとするものもある。しかしリストラはサバイバーのネガティブな反応を示すという結果を報告する研究の方が圧倒的に多い。サバイバーが示す反応としては、怒り（同僚の解雇に対して、手続きにおける正当性の欠如や不公平感に対する怒り）、抑うつ、恐れ（次は自分が解雇されるかもしれないという恐れ）、罪悪感（同僚が解雇されたにもかかわらず自分が雇用され続けていることに対する罪悪感）トップマネジメントに対する不信、自信喪失、モラル・コミットメント・モチベーションの低下、不安、企業との心理的契約の変化、職務保証のなさ（job insecurity）が指摘されている。また、人員削減による仕事量の増加・長時間労働・休日の削減はバーンアウトやさまざまな健康問題を引き起こす。リストラはその実行者に対しても、意思決定の遅延、同僚や部下に対する攻撃性の増加、集中困難・抑うつ的といった影響を与えることが明らかになっている。企業や経営陣に対する怒りは、サボタージュや生産性の低下を招く。さらに、残った従業員の中で、より高業績をあげようとすることにより、同僚との関係が競争的になり、緊張感が高くなることも指摘されている。

リストラの実施が従業員に対して与えるネガティブな影響を和らげる緩衝要因として注目されているのが、公平性である。公平性には結果の公平性（distributive justice）と手続き的公平性（procedural justice）がある。それぞれについて具体例をあげるならば、リストラにおける結果の公平性とは、解雇者に対する再就職支援の実施や退職割増金の支給などによる支援のことであり、手続き的公平性（procedural justice）とは、解雇者が選出されるプロセスにおける正当性・適切性のことである。また、リストラ実施の理由や意義の説明、解雇者に対する悔悛の表明といった社会的説明（相互作用的公平性 interactional justice）も非常に重要である。

リストラ実施後は、企業に残った従業員の同僚間関係、上司—部下関係が悪化しやすいので注意が必要である。特に、仕事の量的負荷の増加によるストレスや、自分自身の将来に対する不安感が高まりやすい。そこで、上司から部下に対するより適切なサポート（メンタリング）が必要となる。メンタリングとは、「会社の風土や職務に精通した経験豊かな従業員（上司や先輩）が、未熟な従業員（部下や後輩）に対して一定期間継続して行う、心理・社会的な支援、キャリアの促進に関する支援」のことであり、部下の話を十分に聞くことや（心理的支援）、キャリア発達を促進するような働きかけ（キャリア的な支援）が必要である。特に後者のキャリア的支援については、部下が、自分のキャリア形成を会社まかせにせず、自分自身でキャリアデザインをできるような姿勢を身につけるよう支援をすることが、今後特に重要であろう。

（4）派遣労働者

「アウトソーシング」には、業務自体を外注化するものと、特定業務の遂行のために非正社員を活用するという二つの形態がある。最近わが国企業では、リストラによる正社員の削減を推進するだけでなく、アウトソーシングによって非正規従業員や派遣労働者といった、長期的な雇用契約が暗黙にも明白にもなされていない労働者であるコンティンジェント・ワーカー（contingent worker）を活用するようになってきた。今後は、こうしたコンティンジェント・ワーカーとしての雇用形態で働く労働者が増加すると予想される。

派遣労働者のメンタルヘルスの研究は、世界的にもまだ非常に少ないが、派遣労働者は正規従業員と比べて、派遣先での同僚や上司との人間関係が希薄であり、仕事上の裁量権が低く、仕事上の役割があいまいであるという報告がある［渡辺ほか、1990］。派遣労働者は、正規従業員と比較した場合、より高ストレスな状況下にあると思われる。

派遣労働者は一般に職務満足が低い。国内でも、渡辺らが実施した調査では、派遣労働者は正規従業員に比べて抑うつ傾向が高く、組織に対するコミットメントが低かった。こうした傾向には、上述した派遣労働者の職業性ストレスが影響している可能性がある。さらに派遣労働の持つ特徴もまたこうした傾向を生じやすいと推測される。企業が彼らに割り当てる業務は、企業にとって競争力の源泉とはなりにくく、かつ高度なスキルを必要としない業務である。このことは、派遣労働者が自らのスキルアップ・キャリアアップをはかろうとする際に、そのスキルを必要とする職務内容が存在しないということが障壁となる。そもそも派遣労働者は、正規従業員に比べて職務保証が低く、職を失う可能性を常に抱えているが、このようなキャリア形成の困難さが、職務の安定性を一層厳しいものにしている。流動的な労働市場に属しているという感覚は、派遣労働者をある特定の企業組織への所属感（コミットメント）から遠ざけることになる。この結果として派遣労働者は、自己実現を組織を通じてではなく、自らの人生の中に構築しなくてはならなくなる。

こうした派遣労働者のメンタルヘルス対策として、渡辺は、派遣労働者の職務の安定性を向上させるために、特に雇用関係がより不安定な登録型の派遣労働者については、派遣元企業がスキルアップ・キャリアアップにつながるような職務を提供できるよう企業努力を行うことや、派遣元企業の主導により、各個人のエンプロイヤビリティ（雇用可能性）の向上をはかることが必要であるとしている。また、派遣労働者に対しても、派遣先の上司のサポート機能が重要になる。派遣労働の特徴のために希薄になりがちな人間関係を補い、正規従業員との協力・連携を円滑に行うために、派遣労働者に対して、指揮命令権を持つ派遣先の管理者が配慮を行うことは重要である。特に、非自発的な派遣労働者に対する上司の適切な支援は、彼らのストレスを軽減することが指摘されている。

(5) プロジェクト制など指揮命令系統が不明確な下での労働

特に近年職場においてしばしば見られるのは、ホワイトカラーにおいて一時的なプロジェクトなどで組まれたチームで作業をする中で、職場組織の指揮命令系統が不明確になってしまった中で生じる労働者の抑うつである。例えば、本人が、自らが担当した部分について仕事に行き詰まり、助言をもらいたい場合でも、プロジェクトリーダーも自らの仕事を持ち、かつ他の役割部分まで内容を掌握できていないため十分な指示や対応ができず、本人が仕事の過重にダウンしてしまうといったケースがある。あるいは上下関係はある職場組織の一員だが、あるプロジェクトに関しては別の担当者から指示をもらって業務を進めるようになっている場合に、この担当者からの指示が十分でなく、かつ命令系統上の上司に相談しても「そちらの担当者と相談して。こちらではわからないから」という指示しかもらえない場合もある。組織としての方針の明確化や業務配分の調整などに責任をとる上司の存在が、多様化する業務と職場組織の中で見えにくくなってきて生じる労働者の抑うつに今後注目がなされるべきであろう。

（川上憲人）

引用・参考文献

朝倉隆司　1999　「ソフトウェア技術者のストレスとその特徴」『労働省平成一〇年度作業関連疾患の予防に関する研究班報告書』125-136p.

Bromet, E. J., Dew, M. A., Parkinson, D. K. & Schulberg, H. C.　1988　Predictive effects of occupational and marital stress on the mental health of a male workforce. *Journal of Organizational Behavior,* 9, 1-13.

Bromet, E. J., Parkinson, D. K., Curtis, E. C., Schulberg, H. C., Blane, H., Dunn, L. O., Phelan, J., Dew, M. A. & Schwartz, J. E.　1990　Epidemiology of depression and alcohol abuse/dependence in a managerial and professional work force. *Journal of Occupational Medicine,* 32, 989-995.

藤井久和　1988　「職場と精神障害」『現代労働　衛生ハンドブック』労働科学研究所 1285-1287p.

Greenberg, P. E., Stiglin, L. E., Finkelstein, S. N., Berndt, E. R.　1993　The economic burden of depression in 1990. *Journal of Clinical Psychiatry,* 54, 405-18.

春原千秋　1981　「職場におけるうつ病の実態とその対策」『職場の精神健康管理の実際』　（小沼十寸穂編）労働科学研究所　151-161p.

Johnson, J. V. & Hall, E. M.　1988　Job strain, work place social support, and cardiovascular disease : A cross-sectional study of a random sample of the Swedish working population. *American Journal of Public Health,* 78, 1336-1342.

Karasek, R. A.　1979　Job demand, job decision latitude, and mental strain : implications for job redesign. *Administrative Science Quartrly,* 24, 285-308.

Kawakami, N., Araki, S. & Kawashima, M.　1990　Effects of job stress on occurrence of major depression in Japanese industry. A case-control study nested in a cohort study. *Journal of Occupa-*

tional Medicine, 32, 722-725.

川上憲人・小泉 明・樫村博康 1987 「職場におけるうつ病者の経過と予後」『産業医学』第29号 375-383p.

Kawakami, N., Roberts, R. E., Lee, E. S. & Araki, S. 1995 Changes in rates of depressive symptoms in a Japanese working population : life-table analysis from a 4-year follow-up study. ***Psychological Medicine,*** 25, 1181-1190.

Kawakami, N., Iwata, N., Tanigawa, T., Oga, H., Araki, S., Fujihara, S. & Kitamura, T. 1996 Prevalence of mood and anxiety disorders in a working population in Japan. ***Journal of Occupational and Environmental Medicine,*** 38, 899-905.

川上憲人・堤 明純・高尾総司・原谷隆史・石崎昌夫・林 剛司・宮崎彰吾・廣 尚典・桝元 武・小林章雄・藤田 定・相澤好治・橋本修二・荒記俊一 2005.1 「職業性ストレスは職業階層とうつ状態との関係を説明するか」 第15回日本疫学会総会（大津）

Kessler, R. C., Barber, C., Birnbaum, H. G., Frank, R. G., Greenberg, P. E., Rose, R. M., Simon, G. E. & Wang, P. 1999 Depression in the workplace : effects on short-term disability. ***Health Affairs,*** 18, 163-71.

Kessler, R. C., Berglund, P., Demler, O., Jin, R., Koretz, D., Merikangas, K. R., Rush, A. J., Walters, E. E., Wang, P. S ; National Comorbidity Survey Replication. 2003 The epidemiology of major depressive disorder : results from the National Comorbidity Survey Replication（NCS-R）. ***The Journal of American Medical Association,*** 289, 3095-3105.

Kessler, R. C., McGonagle, K. A., Zhao, S., Nelson, C. B., Hughes, M., Eshleman, S., Wittchen, H. U. & Kendler, K. S. 1994 Lifetime and 12-month prevalence of DSM-III-R psychiatric disorders in the United States. Results from the National Comorbidity Survey. ***Archives of Genral Psychiatry,*** 51, 8-

19.
中村 豊　1992　「職場の精神障害者に対する精神保健活動　第2部　精神障害者の経過の追跡と転帰」『産業医学』第32号 336-365p.
Otsuka, K. & Kato, S.　2000　Relationship between diagnostic subtypes of depression and occupation in Japan. *Psychopathology,* 33, 324-8.
Roberts, R. E. & Lee, E. S.　1993　Occupation and the prevalence of major depression, alcohol and drug abuse in the United States. *Environmental Research,* 61, 266-278.
Shields, M.　1999　Long working hours and health. *Health Reports,* 11,33-48.
庄司正実、小田 晋、佐藤親次、久保田浩也、今井保次　1990　「ソフトウェア技術者の精神健康 I. 心身愁訴、精神障害の頻度」　『産業医学』　第32号　118-124p.
Siegrist, J.　1996　Adverse health effects of high-effort/low-reward conditions. *Journal of Occupational Health Psychology,* 1, 27-41.
渡辺直登・水井正明・野崎嗣政　1990　「人材派遣会社従業員のストレス、組織コミットメント、キャリアプラン」　『経営行動科学』　第5巻第2号 75-83p.

反復流産と抑うつ

中野有美

特に先進国においては妊娠出産に個人（女性）の意志が大きく関わるようになって幾久しい。わが国では全体としては少子化が進んでいるが、一方で、挙児を希望しながら叶わずそれを解決すべく必死になっている人達もいる。名古屋市立大学病院産婦人科では、かねてより習慣性流産（三回以上連続する自然流産）の原因究明に力を注ぎその臨床に携わってきた。患者から受ける臨床上の印象では、当然の事ながら、先に述べたような精神的苦痛を味わっている者が非常に多い。また、本疾患の原因で明らかなものには、妊婦の自己免疫異常、夫婦や胎児の染色体異常があげられるが、50％以上は原因不明とされている。にもかかわらず、彼女らの心理社会的な状態が流産とどのような関係にあるのかについての研究は進んでいない。そこで、同大学病院精神科は原因不明の習慣性流産患者の治療介入を模索するために、産婦人科と共同研究チームを組み、習慣性流産患者の心理社会因子を調べるコホート研究を一九九五年より行ってきた。

対象は、未挙児で二回連続して流産を繰り返し（反復流産）、同院を受診して原因不明と診断された女性とその夫である。書面による参加同意が得られた六一組について、同意直後と第三回目妊娠確認直後の二度にわたり調査を実施した。面接では、人口統計学的な質問、住環境、ソーシャルサポート、過去二回の流産体験、精神疾患の現在症と既往歴、についてたずねた。ソーシャルサポートに関しては、Social Support Questionnaire に準じ、患者が把握しているソーシャルサポートの大きさと主観的な満足度についてたずねた。また、心理社会学領域では、人間は生じた出来事について原因を考える時、その人固有の認知の仕方「帰属スタイル」があるとして研究が重ねられ、反応性抑うつの実験モデルとの関連で発展してきた歴史があるが、過去二回の流産体験に関して、その原因に対する帰属スタイルを次の四つの側面——操作可能性（controllability：自身の努力で避けることが可能であったと考えるかどうか）、帰属の方向性（direction：自身に原因があると考えるか、自身以外に原因があると考えるか）、安定性（stability：考えられたその原因で再び流産が起こると考えるか）、全般性（generality：考えられたその原因で他の好ましくない事象も起こると考えるか）——から調査した。さらに、精神疾患の現在症については、第三回目妊娠確認から遡る一年間に生じた器質由来でない身体症状・精神症状計一二二項目についてたずね、それらがＤＳＭ‐Ⅲ‐Ｒの疾患診断基準を満たす場合は、その診断を行った。精神疾患の既往歴に関しては、第三回目妊娠確認から遡る一年間より以前について、ＤＳＭ‐Ⅲ‐Ｒで分類されている七つの疾患名に的を絞ってその有無をたずねた。

自記式調査票については、二度の面接時に症状チェックリスト（ＳＣＬ‐90‐Ｒ：Symptom Checklist 90 Revised）を用い、各調査から遡る過去一週間の患者の精神状態を調査した。

六一組中、四六組が第三回目の妊娠を遂げた。妊娠確認後直ちに第二回目調査を施行した。その後一〇組が流産したが、そのうち四組は胎児染色体異常による流産であったため、原因不明の流産六組と生産した三六組の両群間で調査した各独立変数に対し、統計的検定を行った。そして、次の三つの点について両群に有意差を得た。①患者が把握しているソーシャルサポートに対する主観的な満足度に関しては、流産群で有意に低かった。②帰属スタイルに関しては、二回目の流産の原因に関する安定性の得点が、流産群で有意に高かった。③現在症に関しては、一年間に出現した症状数と、抑うつ症状があったと回答した人数に関して、流産群で有意に多かった。以上の三つの因子は、三回目妊娠の帰結の分散の93%を説明するという結果になった。

また、同意直後に調査したＳＣＬ‐90‐Ｒについて、depression subscaleだけが流産群で有意に得点が高く、面接での現在症の分析結果を反映していると考えられ、流産の予測因子としての抑うつを支持する結果となった。

以上、反復流産患者の次の妊娠を再び流産に導く危険因子を探るこの試みで、抑うつ、帰属スタイル、ソーシャルサポー

column

トが妊娠帰結の強固な予測因子として浮かび上がった。流産後大うつ病を発症しやすいという先行研究があるが、反復流産患者ではその抑うつ状態が次の流産を引き起こす可能性が本調査で示唆されたわけである。

　これらの結果により、原因不明の反復流産患者に対する心理社会的治療介入について一つの方向性が示されたといえるだろう。

参考文献

Nakano, Y., Oshima, M. Sugiuwa-Ogasawara, M., Aoki, K., Kitamura, T. & Furukawa, T. A. 2004 Psychosocial predictors of successful delivery after unexplained recurrent spontaneous abortions : a cohort study. *Acta Psychiatrica Scandinavica*, 109, 1-7.

Sugiura-Ogasawara, M., Furukawa, T. A., Nakano, Y., Hori, S., Aoki, K. & Kitamura, T. 2002 Depression as a potential causal factor in subsequent miscarriage in recurrent spontaneous aborters. ***Human Reproduction***, 17, 2580-2584.

Neugebauer, R., Kline, J., Shrout, P., Skodol, A., O'Connor, P., Geller, P. A., Stein, Z. & Susser, M. 1997 Major depressive disorder in the 6 months after miscarriage. ***The Journal of the American Medical Association***, 277, 383-388.

（なかの・ゆみ　名古屋市立大学）

column

第3節　抑うつと自傷・自殺

わが国の自殺による死亡者数は一九九八年に三万人を超える（前年度比130％以上）という他国に類のない激増を見ており、現在（二〇〇六年時点）まで自殺者数が年間三万人以上という高止まりの状況が続いている。平成一三（二〇〇一）年の人口動態統計によると、自殺は死因の第六位、男女別に見ると、男性で第六位、女性で第八位となっている。うつ病者の約半数が自殺念慮を抱き、15％が最終的には自殺に至ると言われているが、すべてのうつ病が自殺に至るわけではないのも事実である。では、自殺行動は何によって規定されているのだろうか。本稿では主にうつ病における自殺関連行動を規定する心理社会的要因について述べる。

1　自殺学の基礎的な用語体系

うつ病における自殺について述べる前に、自殺学の基礎的な用語体系について略述する。

自殺は「苦悩を持った人がみずから命を絶つこと」のように単純で明快な事象のように思えるが、実際にはさまざまな次元が含まれる。主な自殺学的主題には、自殺念慮（suicidal ideation）、自殺企図／自傷行為（self-mutilation, autoaggression, malingering, deliberate self-harm, symbolic wounding, intentional injury, self-injurious behavior, parasuicide, attempted suicide, focal suicide）、完遂・既遂自殺（completed suicide, eventual suicide）があり［Maris et al., 2000］、各々の危険因子や脆弱性は異なるが、部分的には重複している。以下に個々について述べる。

(1) 自殺念慮

自殺念慮は、ある・なしで区別されるような範疇的（categorical）なものではなく、「人生は生きる価値の無いものだ」という漠然としたものから「向かいのビルの屋上から飛び降りて死のう」という具体的な計画があるものまで種々の次元（dimension）がある。自殺念慮は常に死の願望を意味するものではなく、他者への復讐や人生を変えたいという願望を意味することもある。自殺念慮を持つ者の24％が計画された自殺企図を実行し、26％が計画のない自殺企図に及ぶという報告がある［Kessler et al., 1999］。

ベックら［Beck et al., 1982］は直近の自殺企図のない自殺念慮を持つ入院患者を追跡調査し、後の既遂自殺を最も予測するのは絶望感の上昇であり、うつ病の重症度や自殺念慮はよい予測因子とならないとしている。

(2) 自殺企図および自傷行為

自殺企図や自傷行為という用語やその定義は、専門家内でも意見の一致が得られておらず、独立した臨床単位であるか否かの実証的研究が不足している。しかし、臨床上有用な用語であることは論を待たない。一般的に、自傷行為は文字通り「自分自身を傷つける行為」である。行動記述的には、切ること、噛むこと、擦りむくこと、切断すること、異物を挿入すること、焼くこと、異物を飲み込む／吸引すること、物をなぐる、物に打ち付けることに分類され［Ross & McKay, 1979］、致死性の低い行為を指すことが多い。

ウォルシュとローゼン［Walsh & Rosen, 1988］は自傷行為（self-mutilation）は致死性が低く、しばしば反復される性質を持ち、複数の方法をもってなされることが多いとしている。自傷者は対人操作や不快な感情を減らすために自傷行為に及ぶことが多く、時には治療者の陰性感情を引き出しやすいパーソナリティ特性を持つため、自殺の意図がないと過小評価される傾向にある。パッティソンとカーン［Pattison & Kahan, 1983］は五六人の自傷患者を検討し、自傷理由とは別に28％が自殺念慮を感じていたと報告している。さらに、自傷する際とは別の機会に自殺念慮を抱き、深刻な自殺企図に及ぶことがあることから、既遂自殺のリスクは一般人よりもはるかに高いと言えよう。事実、自傷者が一年以内に既遂自殺をする危険性は一般人の六六～一〇〇倍とする報告がある［Hawton et al., 2003／Jenkins et al., 2002］。

ウォルシュとローゼン［1988］は五二人の青年期の入院患者（一三～二〇歳）を調査し、

自殺傾向のある自傷者はそうでない自傷者に比べて、①幼児期の性的虐待体験、②直近の重要他者の喪失、③頻繁に繰り返される仲間との葛藤体験を多く経験していると報告している。ハリスら［Harris et al., 2005］は自傷行為で医療機関を受診した患者を調べ、高い自殺企図スケール（Suicide Intent Scale）得点（特にCircumstance得点）が一年以内の既遂自殺を予測するとしている。以上のように、ある者に「自傷者」のラベルを貼り、「今後、既遂自殺の危険性はない」と決めてかかるのは危険きわまりないことである。

自殺企図とは意図的に自らを傷つけたが死に至らなかったものを意味し、一般的に、自傷行為より致死的な方法をとるものを指すことが多い。既遂自殺が男性に多いのとは対照的に、自殺企図は若年女性に多い特徴を持つ。既遂自殺者の約半数は自殺企図の既往を持つと言われている。この種の患者には既遂自殺の場合と同様に、抑うつ気分や物質乱用との関係性があることも指摘されている［Adam, 1990/Black & Winokur, 1990］。自殺企図は手段の致死性や意図の深刻さが低いものから奇跡的に死を回避できたような重症なものまで存在する。ワイズマンとウォーデン［Weisman & Worden, 1974］は致死性評価尺度としてRisk-Rescue Rating Scaleを考案した。この尺度はそれぞれ三件法・五項目で構成される〝危険因子〟と〝救助因子〟によって構成される。〝危険因子〟は「企図方法」「意識障害」「病変／毒性」「可逆性」「必要とされた治療」、〝救助因子〟は「場所」「救助者」「救助者に発見される可能性」「援助しやすさ」「発見までの遅れ」で構成される。

通常、第一回目の自殺企図から最初の数年は一年に約1%ずつが自殺し、三五〜四〇年間に自殺企図者の合計約10%が自殺を既遂する。また、年齢が高い男性ほど自殺企図を繰り返すことなしに既遂自殺する［Hawton et al., 2003／Maris et al., 2000］。

（3）既遂自殺

厳密な定義は困難であるが、自らの行為によって実際に死に至ったものを意味し、男性が女性に比べて二～三倍多いが、臨床人口ではそれほど差はないとする報告もある［Hirschfeld & Davidson, 1988］。自殺既遂者の70～75％はたった一度の自殺で死に至っており、中年以降の自殺既遂者に限ればその率はさらに高くなるとする報告［Maris, 1981］や自殺企図者の10～15％は最終的に自殺を既遂するという報告がある［Maris et al., 2000］。

2 うつ病における自殺

数多くの研究がすべての自殺行動（自殺既遂と非致死的自殺行動を含む）における気分障害の影響の重要性を繰り返し主張してきた。自殺既遂者のうち90％は何らかの精神障害に罹患しており、70％はうつ病であったという報告がある［Barrlaclogh et al., 1974］。Beautraisら［Beautrais et al., 1996］は他の診断を統制した上で気分障害は深刻な自殺企図の発生率に最も大きく寄与する（OR=33.4）としている。うつ病患者における既遂自殺の生涯発生率は15％であるとする概説もある［Guze & Robins, 1970］。非致死的自殺行動に関しては、単極性うつ病と双極性うつ病は同等に関係しているとする報告、適応障害が大うつ病と同等の高い水準の自殺念慮を持つという報告や、早期発症の気分変調性障害は自殺の危険性が高いという報告などの例外があるが、基本的に自殺ともっとも関係のある気分障害は大うつ病性障害である［Maris et al., 2000］。

先行研究において、自殺の危険因子は個別に扱われることが多かった。ある危険因子はうつ病においては強力であるが、他の疾患や一般人口においては強力ではないかもしれない。以下にうつ病における個々の危険因子について文献を参照しつつ簡略に述べる。

(1) 自殺企図歴

うつ病において自殺企図歴は後の既遂自殺のもっとも強力な予測因子である［Sainsbury, 1986］。うつ病の入院患者を調査した研究によれば、先行する自殺企図の回数ともっとも致死性の高い企図の重症度が正の相関を示したとしている［Roy-Byrne, 1988］。二一歳までにうつ病を発症した者の50％は自殺念慮を示し、16.3％が自殺企図をしたとする研究もある［Fergusson et al., 2003］。

(2) うつ病症状

うつ病と自殺の関係に影響を及ぼす要素に、うつ病の症状がある。米国立精神健康研究所（NIMH：National Institute of Mental Health）の共同研究によると、以下の三つの症状群、①興味・喜びの消失、絶望感、②不安、焦燥、パニック、③攻撃性、衝動性は、診断カテゴリーや症候群よりも予測的としている。

一般的に知られている自殺危険因子は長期的な危険性と関連したものが多い［Maris et

al., 2000]。理想的な自殺予測とは、危機介入が可能な短期的危険に関連したものが望ましい。フォーセットら［Fawcett et al., 1990］は九五四人の気分障害を持った精神科患者を前方視的に追跡し、パニック発作、重度の不安、集中力の低下、不眠、中等度のアルコール乱用、重度のアンヘドニアという六つの臨床症状は一年以内の自殺を予測し、重度の絶望感、自殺念慮、自殺企図歴という三つの臨床症状は一年以降に発生する自殺を予測するとし、これらの症状のうち治療反応性の早いものから治療していくことが効果的な急性期介入である可能性について述べている。

(3) 重症度

うつ病の重症度が自殺の可能性を増加させるとする研究の数は、そうでないとする研究の数より多い［Maris et al., 2000］。男性のうつ病の重症度を軽度、中等度、重度に分けると、それぞれの自殺率は0、220、3900になるとする概説がある［Hirschfeld, 1988］。うつ病の主観的重症度（Beck Depression Inventory）は自殺企図を予測するが、客観的重症度（Hamilton Depression scale）は自殺企図を予測しないとする報告がある［Cornner et al., 2001］。うつ病入院患者を対象とした研究において、うつ病重症度は自殺企図発生を予測しないが、自殺企図の致死性とは関係があるとしている［Malone et al., 1995］。一般的に、うつ病の重症度は診断基準の項目を満たす数が多いものを指すことが多いが、罹病期間も組み合わせる必要があるだろう。

(4) 絶望感

絶望感とは将来に対する否定的な認知を意味する。ベック［Beck, 1986］は認知障害の中でも特に絶望感が気分障害を持つ患者における自殺の強力な予測因子としている。また、絶望感は自殺企図、自殺念慮の予測因子として、うつ病や過去の自殺企図歴よりも強力であるとしている。思春期のうつ病患者を自殺企図歴または頻回の自殺念慮を持つ群（五一人）とそうでない群（八一人）に分けて調査し、絶望感、否定的な自己評価、暴力的行動が二群を分ける特徴であったとする報告がある［Csorba et al., 2003］。自殺企図患者は対照群に比べて、将来の肯定的な出来事を多く期待できないが、将来の否定的な出来事に対する期待は対照群と差がなかったとし、将来の肯定的な出来事に対する期待の欠如を評価することが治療戦略上重要であるとする報告がある［MacLeod et al., 1997］。

(5) 人格特性

Ⅱ軸の問題はⅠ軸障害を克服するような適応的な能力を弱めると言われてきた。人格と自殺の関係についてのこれまでの研究テーマの多くは、人格障害と自殺との関係についてである。特に境界性人格障害と反社会性人格障害をはじめとするB群人格障害と自殺との関係が多く論じられてきた。境界性人格障害はしばしばうつ病を合併することが知られている。また、Ⅰ軸疾患とⅡ軸の問題が合併した場合の既遂自殺のオッズ比は346とする先行研究もある［Foster et al., 1999］。人格特性については、範疇的（categorical）な理解よりも次元的（dimensional）な観点からの理解のほうが、より正確で連続的な測定が可能である、診断学的範疇に埋もれて統計分析できない予測変数も拾うことができる、また、きちんと診断学的範疇に納まらないような境界の症例までも描写することができる、などの点から有用であるかもしれない。元来、人格障害診断は次元的な人格特性の複合概念である可能性もある。人格を次元的に定量するものの一つに、クロニンジャーの気質・性格の心理生物学モデルがある［Cloninger et al., 1993］。このモデルにおける気質とは「新規性追求」、「損害回避」、「報酬依存」、「固執」の四つの次元で構成されている。

「新規性追求」は衝動性、無抑制、無秩序などを含む行動の触発や興奮探求、「損害回避」は内気、悲観、心配、疲れやすさなどを含む行動抑制、「報酬依存」は感傷的なこと、感情的な暖かさ、感情的な愛着を含む社会的愛着、「固執」は熱心さ、仕事好き、野心、完璧主義を含む維持性を意味する。これらはそれぞれ独立に遺伝し、人生早期から表現される特徴である。性格は環境や気質によって規定され学習により発達する特徴で、自律した個人であるという「自己志向性」、他者との関係における「協調性」、宇宙との関係における「自己超越」という三つの次元で構成されている。前述した人格の七次元はＴＣＩ（Temperament Character Inventory）にて測定される。八〇四人の一般人口を対象にした横断的調査において、新規性追求は日本語版抑うつ尺度（ＣＥＳ-Ｄ：Center for Epidemiologic Studies Depression Scale）得点を統制しても過去の自殺企図歴と関係していた［Grucza et al., 2003］。さまざまな精神病理学的文脈において、自殺性と衝動性は関係があるとされてきた［Mann et al., 1999］。衝動性は新規性追求の構成因子であり、薬物乱用、早期発症のアルコール症、喫煙やその他の精神病理と関係があるとされている。

(6) 入院と自殺

自殺の危険性は退院後最初の数週間が最も高く、その後減少していく[Buchholtz-Hansen et al., 1993]。入院後最初の一ヶ月に自殺企図の危険が最も高いとする報告がある［Mann et al., 1999]。一〇〇人のうつ病入院患者における自殺企図を調査した研究によると、大うつ病性障害挿話中の最初の三ヶ月間と、うつ病の生涯病期における最初の五年間が、うつ病の重症度と挿話の持続期間に関係なく自殺企図の危険が高いとしている[Malone et al., 1995]。

(7) 性差

一般的に男性は女性より既遂自殺の危険性が高く、女性は男性に比べて自殺企図する傾向が強い。うつ病は女性に多いのに対して既遂自殺は男性に多い。性差の背景には、モノアミン代謝における性差、うつ病への対処様式の性差、診断学的バイアスの原因となるうつ病症状の受容と想起における性差、共存する精神疾患の性差などの影響が考えられるであろう［Bradvik & Berglund, 1993]。コンウェルら［Conwell et al., 1996］は医学的に重篤な自殺企図をした三〇二人の症例――対象研究にて気分障害を持つ男性が特別に自殺の危険性が高いとしている。

(8) 社会的因子

先行研究からは、人生早期における両親の喪失や独り暮らしなどの社会的因子は、うつ病患者における既遂自殺を予測するとされてきた［Mann et al., 1999／Roy, 1984／Barraclough & Pallis, 1975］。

(9) メランコリー型うつ病

過去数十年にわたって臨床家や研究者は、うつ病が連続した重症度で表現される単一疾患なのか、異なる下位疾患群により構成される疾患群なのか議論してきた。その中でも生物学的障害を背景に持つメランコリー型うつ病と、心理社会的な病因論を持つ非メランコリー型うつ病に関する話題が広く議論されてきた。そしてその後の研究により、メランコリー型うつ病とその他のうつ病の抗うつ薬や電気けいれんによる治療反応性比較に関する研究が盛んに行われたが、結論は出ていない。Newcastle rating scale of 1965 によってメランコリー型と非メランコリー型に二分された二一〇人のうつ病入院患者の前方視的研究によると、追跡開始後一年間において非メランコリー型うつ病のほうが有意に高い既遂自殺率を示したとしている［Hansen et al., 2003］。Newcastle System によって非メランコリー型うつ病と診断された患者は、より人格の脆弱性との関係が強いとする研究がある［Boyce et al., 1990］。メランコリー型重症うつ病入院患者の既遂自殺の症例—対象研究において、人生早期における両親の喪失や独り暮らしなどの社会的因子は一般的な大うつ病ほどには既遂自殺を予測しないとする報告もある［Bradvik & Berglund, 1993］。

（10）合併症

心理学的剖検にて、うつ病の自殺既遂者の85％は併存疾患（comorbidity）を有しており、物質使用障害は男性に、身体疾患は女性に多かったとする報告がある［Isometsa et al., 1994］。コーネリアスら［Cornelius et al., 1995］はうつ病とアルコール症を合併している群は合併してない群に比べて、自殺念慮と自殺企図および低い自己評価が多く認められたとしている。自殺に結びつく併存疾患で最も多いのが物質乱用とうつ病である。自殺企図との関係において、うつ病は生涯にわたっての基質として作用し、不安障害や物質乱用は自殺企図の直近の診断かもしれない［Maris et al., 2000］。

（11）妄想

単極性うつ病における妄想をめぐっての議論がある。多くの臨床家が自殺危険性を評価する際に妄想の存在を重視してきたが、現在のところ、うつ病における妄想と自殺の関係について結論は出ていない［Michael et al., 2001/Maris et al., 2000］。一二三人の大うつ病患者の自殺企図歴、自殺念慮と妄想の有無を調査し、若い年齢においてのみ、妄想がある患者のほうが入院前二週間の自殺念慮が重篤で、妄想の種類とは関係がなかったとし、また妄想の存在は自殺企図歴の回数や重篤度とは関係がなかったとしている［Michael et al., 2001］。スティーブンら［Steven et al., 1983］は自殺既遂者の後方視的調査において一四人の単極性内因性うつ病の自殺既遂者のうち六人が明らかな妄想、四人が妄想の疑いを認めたとしてうつ病における自殺既遂と妄想の存在は明らかに関係があるとしているが、うつ病の重症度をはじめとするその他の予測因子は統制していない。

3 まとめ

うつ病患者における自殺念慮、自殺企図、自殺既遂について述べた。大多数の自殺研究は、傷つきやすさ（vulnerability）の側面に着眼しているが、立ちなおる力（resiliency）に関する研究は少ない。また自殺企図の経験が本人にどのような心理的影響を及ぼすかに関する研究もない。

自殺企図・既遂者の大多数は医療機関を受診しないため、臨床人口におけるデータは一般人口については必ずしも当てはまらないということは銘記すべきである。藤原ら［1993］は精神科疫学調査にて二〇七人を調査し、生涯診断上何らかの障害を認めた七〇人の中で少なくとも一回以上精神科を受診したものは三人だけだったとし、治療を受けていないものも含めた精神科疫学調査の必要性を強調している。

ポコルニー［Pokorny, 1983］は大規模追跡調査にて、感度の十分高い自殺危険性評価尺度でも既遂自殺の発生率の低さから多くの疑陽性を生んでしまうということを指摘している。しかし、自殺の危険性を過小評価することから生じる不利益を考えると自殺危険性が低いとすることにはさらに慎重にならなくてはいけない。

自殺行動に対する精神障害の直接、間接的な因果関係について詳しく考察することは重要である。精神障害の予防や早期介入が自殺の予防に有効であることを示唆する調査結果がある［高橋ほか、1996］。今後も自殺予防はうつ病をはじめとした精神疾患の予防・治療が中心となるであろう。不運にも自殺が生じてしまった時の家族や友人に対する心理的援助も自殺に関連する重要な主題である。

（平村英寿）

引用・参考文献

Adam, K. S. 1990 Environmental psychosocial and psychoanalytic aspects of suicidal behavior. In S. J. Blumenthal & D. J. Kupfer (Eds.), *Suicide over the life-cycle.* Washington, D. C. : American Psychiatric Press.

Barraclough, B. M., Bunch, B., Nelson, B. & Sainsbury, P. A. 1974 A hundred cases of suicide ; Clinical aspects. *British Journal of Psychiatry,* 125, 355-373.

Barraclough, B. & Pallis, D. 1975 Depression followed by suicide ; a comparison of depressed suicides with living depressives. *Psychol. Med.*, 5, 55-61.

Beautrais, A. L., Joyce, P. R., Mulder, R. T., Fergusson, D. M., Deavoll, B. J. & Nightingale, S. K. 1996 Prevalence and comorbidity of mental disorders in persons making serious suicide attempts ; A case-control study. *American Journal of Psychiatry,* 153, 1009-1014.

Beck, A. T. 1986 Hopelessness as a predictor of eventual suicide. *Annals of the New York Academy of Sciences,* 487, 90-96.

Beck, A. T., Brown, G. K., Steer, R. A., Dahlsgaard, K. K. & Grisham, J. R. 1999 Suicide ideation at its worst point ; A predictor of eventual suicide in psychiatric outpatients. *Suicide & Life-Threating Behavior,* 29, 1-9.

Beck, A. T., Steer, R. A. & McElroy, M. G. 1982 Relationships of hopelessness, depression and previous suicide attempts to suicidal ideation in alcoholics. *Journal of Studies on Alcohol,* 43, 1042-1046.

Black, D. W. & Winokur, G. 1990 Suicide and psychiatric diagnosis. In S. J. Blumenthal & D. J. Kupfer (Eds.), *Suicide over the life-cycle.* Washington, D. C. : American Psychiatric Press.

Boyce, P., Parker, G., Hickie, I., Wilhelm, K., Brodaty, H. & Mitchell, P. 1990 Personality differences between patients with remitted melancholic and nonmelancholic depression. *American Journal of Psychiatry,* 147,1476-1483,1990.

Bradvik, L. & Berglund, M. 1993 Risk factors for suicide in melancholia. *Acta Psychiatrica Scandinavica,*87, 306-311.

Buchholtz-Hansen, P. E., Wang, A. G. & Kragh-Sorensen, P. 1993 Mortality in major affective disorder ; Relationship to subtype of depression. *Acta Psychiatrica Scandinavica,* 87, 329-335.

Cloninger, C. R., Svrakic, D. M. & Przybeck, T. R. 1993 A psychobiological model of temperament and character. *Archives of General Psychiatry,* 50, 975-990.

Conwell, Y. C., Duberstein, P. R., Cox, C., Herrman, J. H. & Forbes, N. T. 1996 Relationships of age and Axis I diagnoses in victims of completed suicides ; A psychological autopsy study. *American Journal of Psychiatry,* 153, 1001-1008.

Cornelius, J. R., Salloum, I. M., Mezzich, J., Cornelius, M. D., Fabrega, H. Jr., Ehler, J. G. & Ulrich, R. F. 1995 Disproportionate suicidality in patients with cormorbid major depression and alcoholism. *American Journal of Psychiatry,* 152, 358-364.

Cornner, K. R., Duberstein, P. R., Conwell, Y., Seidlitz, L., Caine, E. D. 2001 Psychological vulnerability to completed suicide; A review of empirical studies. *Suicide & Life-Threating Behavior,* 31, 367-385.

Csorba, J., Rozsa, S., Gadoros, J., Verto, A., Kaczvinsky, E., Sarungi, E., Makra, J. & Kapornay, K. 2003 Suicidal depressed vs. non-suicidal depressed adolescents: Differences in recent psychopathology. *Journal of Affective Disorders,* 74, 229-236.

Farberow, N. L. 1980 *The many faces of suicide; Indirect self-destructive behavior.* New York: McGraw Hill.

Fawcett, J., Scheftner, W. A., Fogg, L., Clark, D. C., Young, M. A., Hedeker, D. & Gibbons, R. 1990 Time-related predictors of suicide in major affective disorder. *American Journal of Psychiatry,* 147, 1189-1194.

Fergusson, D. M., Beautrais, A. L. & Horwood, L. J. 2003 Vulnerability and resiliency to suicidal behaviors in young people. *Psychological Medicine,* 33, 61-73.

Foster, T., Gillespie, K., McClelland, R. & Patterson, C. 1999 Risk factors for suicide independent of DSM-III-R Axis I disorder: Case-control psychological autopsy study in Northern Ireland. *British Journal of Psychiatry,* 175, 175-179.

藤原茂樹・北村俊則　1993「甲府市の一地域における精神科疫学調査：ＪＣＭ診断による軽度精神障害の頻度」『日本医事新報』第3618号 47-51p.

Grucza, R. A., Przybeck, T. R., Spiznagel, E. L. & Cloninger, C. R. 2003 Personality and depressive symptoms ; a multi-dimensional analysis. *Journal of Affective Disorders,* 74,123-130.

Guze, S. B. & Robins, E. 1970 Suicide and primary affective disorders. *British Journal of Psychiatry,* 117,437-448.

Hansen, P. E. B., Wang, A. G., Stage, K. B., Kragh-Sorensen, P. & Danish University Antidepressant Group. 2003 Comorbid personality disorder predicts suicide after major depression ; A 10-year follow-up. *Acta Psychiatrica Scandinavica,* 107, 436-440.

Harriss, L., Hawton, K. & Zahl, D. 2005 Value of measuring suicidal intent in the assessment of people attending hospital following self-poisoning or self-injury. *British Journal of Psychiatry,* 186, 60-66.

Hawton, K., Zahl, D. & Weatherall, R. 2003 Suicide following deliberate self-harm ; long-term follow-up of patients who presented to a general hospital. *British Journal of Psychiatry,* 182, 537-542.

Hirschfeld, R. M. A. & Davidson, L. 1988 Risk factors for suicide : Suicide. In A. J. Frances, A. J. & R. E. Hales (Eds.), *Review of Psychiatry.* Vol.7. Washington, D. C. : American Psychiatric Publishing Inc.

Isometsa, E. T., Henriksson, M. M., Aro, H. M., Heikkinen, M. E., Kuoppasalmi, K. I. & Lonnqvist, J. K. 1994 Suicide in major depression. *American Journal of Psychiatry,* 151,530-536.

Jenkins, G. R., Hale, R., Papanastassiou, M., Crawford, M. J. & Tyrer, P. 2002 Suicide rate 22 years after parasuicide : Cohort study. *British Medical Journal,* 325, 1155.

Kessler, R. C., Borges, G. & Walters, E. E. 1999 Prevalence and risk factors for lifetime suicide attempts in the National Comorbidity Survey. *Archives of General Psychiatry,* 56, 617-626.

MacLeod, A. K., Pankhania, B., Lee, M. & Mitchell, D. 1995 Parasuicide, depression and the anticipation of positive and negative future experiences. *Psychological Medicine*, 27, 973-977.

Malone, K. M., Haas, G. L., Sweeney, J. A. & Mann, J. J. 1995 Major depression and the risk of attempted suicide. *Journal of Affective Disorders*, 34,173-185.

Mann, J. J., Waternaux, C., Haas, G. L. & Malone, K. M. 1999 Toward a clinical model of suicidal behavior in psychiatric patients. *American Journal of Psychiatry*, 156, 181-189.

Maris, R. W. 1981 *Pathways to suicide ; A survey of self-destructive behaviors.* Baltimore : Johns Hopkins University Press.

Maris, R. W., Berman, A. L. & Silberman, M. M. (Eds.) 2000 *Comprehensive textbook of suicidology.* New York : The Guilford Press.

Grunebaum, M. F., Oquendo, M.A., Harkavy-Friedman, J. M., Ellis, S. P., Li, S., Haas, G. L., Malone, K. M. & Mann, J. J. 2001 Delusions and suicidality. *American Journal of Psychiatry*, 158, 742-747.

Pattison, E. M. & Kahan, J. 1983 The deliberate self-harm syndrome. *American Journal of Psychiatry*, 140, 867-872.

Pokorny, A. D. 1983 Prediction of suicide in psychiatric patients. *Archives of General Psychiatry*, 40, 249-257.

Roose, S. P., Glassman, A. H., Walsh, B. T., Woodring, S. & Vital-Herne, J. 1983 Depression, delusions, and suicide. *American Journal of Psychiatry*, 140, 1159-62.

Ross, R. R. & McKay, H. B. 1979 *Self-mutilation.* Lexington, MA : Lexington Books.

Roy, A. 1984 Suicide in recurrent affective disorder patients. Can. *Journal of Psychiatry*, 29, 319-322.

Roy-Byrne, P. P., Post, R. M., Hambrick, D. D., Leverich, G. S. & Rosotf, A. S. 1988 Suicide and course of illness in major affective disorder. *Journal of Affective Disorders*, 15,1-8.

Sainsbury, P. 1986 Depression, suicide and suicide prevention. In A. Roy (Ed.), *Suicide.* Baltimore :

Williams & Wilkins. 73-88.

高橋邦明・森田昌宏・須賀良一ほか　1996　「新潟県東頸城群松之山町における老人自殺防止活動と8年後の成果」『精神神経学雑誌』第98号 1094-1095p.

高橋祥友　2001　『自殺の危険・:臨床的評価と危機介入』金剛出版

Walsh, B. W. & Rosen, P. M.　1988　*Self-mutilation-theory,research,treatment.* New York : The Guilford Press.

Weisman, A. & Worden, J. W.　1986　Risk-rescue rating in suicide assessment. In A.T. Beck L. P. Resnik & D. J. Lettieri (Eds.), *The prediction of suicide.* Philadelphia, Pennsylvania : Charles Press. 193-213.

Zimmerman, M., Coryell, W. & Pfohl, B.　1986　The validation of four definitions of endogenous depression. *Archives of General Psychiatry.*, 43, 234-244.

column

うつとまばたき

山田冨美雄

精神疾患を持つ人は、時として特異な行動によって症状の悪化や改善を示す。うつ病に固有の特徴的な行動の一つとして、まばたきも候補にあがっている。

今から三〇年近く前の一九七五年のことである。長老の精神科医からこんな話を聞いた。うつ病の人はうつむいて歩くのですぐわかるという。症状が軽い時は、つま先から一、二メートルの所を見ているくらいなのに、うつ症状が強くなるにつれて足下から四〇～六〇センチメートルと、直下を見下ろすように歩くのだという。私の前で歩いて見せて下さったその先生も、実はうつ病の経験があるのか、妙に真実味があった。またその先生は、うつ症状が現れると表情が変わり、しかめっ面がきつくなり、視線も落ち着かず、まばたきが多発した。まばたき多発はうつ病のサインかもしれないと、その時思った。

当時私は、精神生理学（psychophysiology）という学問領域に入り、脳波や皮膚電気活動などの生体反応を計測し、姿勢や視線などの行動を観察することによって心の働きに迫るという方法論に強い魅力を感じていた。中でも、強い音刺激によって誘発される驚愕性瞬目反射が、微弱な先行刺激によって抑制する現象（Prepulse Inhibition：ＰＰＩ）を専門的に研究していた。ちなみに現在ＰＰＩは、統合失調症では消失することから、統合失調症の症状マーカとして広く知られるようになっているが、当時はまだ基礎的研究に留まっていた。

その後、快感情が惹起されるとき驚愕性瞬目反射は抑制し、不快感情が惹起されるとき逆に促進する驚愕プローブパラダイムの研究領域が生まれ、[*1,2] 驚愕性瞬目反射がうつ病やうつ気分のマーカとなりうる可能性が示唆されるようになってきた。最近の文献では、うつ病者は快感情が惹起されるスライドを

column

提示してもうつ気分は晴れず、瞬目反射量が減少しないことが統制された実験研究によって示されている。[*3]

まばたき（瞬目：eyeblinking）には、反射だけでなく自発的に現れるものもある。このようなまばたきは、緊張によって増加することが古くから知られている。[*4] また神経症傾向の強い人のまばたき頻度はそうでないグループよりも高い。[*5] 自発性瞬目が多発する人は神経質で緊張しているとみられやすく、[*6] また注意や興味・関心といった心理状態によってまばたきは変動する。[*7] トエッツ（Tecce）は米国大統領選挙前のＴＶ討論中のまばたき回数を計測し、選挙結果を予測する道具として活用している。

自発性瞬目が、うつという感情・気分の障害、うつ病という精神科疾患と強く関係しているかもしれないという科学的関心もそうした中で自然に生まれた。精神生理学の重鎮ジョン・スターン（Stern）は、一九八九年にニューオリンズで開催された第二九回精神生理学会大会で「心理学と医学におけるまばたき研究」と称するシンポジウムを開催し、前述のトエッツ、ドーパミンが瞬目率を規定すると主張する精神科医カールソン（Karson）と筆者を出逢わせてくれた。トエッツはこのとき、注意の方向と快‐不快気分の二要因が瞬目率を規定すると主張し、うつ病者では内的注意が強く不快感情に満ちているので最もまばたき頻度が高いと推論を立てた。以来一七年、私たちの交流は継続し、国際精神生理学会で最新の研究成果を披露するシンポジウム開催へとつながっている。こうした交流の中で明らかになってきたことは、まばたきはドーパミン代謝と関係していること、瞬目反射のＰＰＩは統合失調症のマーカになることの二点である。

自発性瞬目がうつ気分と対応して増加することは、ドーパミン活性との関係で語られることが多い。[*8,9] うつ気分という感情の指標としてまばたきは活用できそうだと言えよう。

＊1 山田冨美雄　2001　「感情評価のパラダイム：驚愕プローブパラダイム」『生理心理学と精神生理学』第19第2号 37-44p.

＊2 山田冨美雄　2002　「瞬目による感性の評価：驚愕性瞬目反射と自発性瞬目による感情評価」『心理学評論』第45巻第1号 20-32p.

＊3 Dichter, G.S., Tomarken, A.J., Shelton, R.C. & Sutton,S.K. 2004 Early-and late-onset startle modulation in unipolar depression. *Psycho-*

physiology, 41(3), 433-440.

*4 Ponder, E. & Kennedy, W. P. 1927 On the act of blinking. *Quarterly Joural of Experimental Physiology*, 18, 89-110.

*5 田多英興・山田冨美雄・福田恭介（共編）1991 『まばたきの心理学　瞬目行動の研究を総括する』 北大路書房

*6 大森慈子・山田冨美雄・宮田洋 1997 「対人認知における瞬目の影響」『社会心理学研究』第12巻第3号 183-189p.

*7 Wood, J. G. & Hassett, J. 1983 Eyeblinking during problem solving: The effect of problem difficulty and internally vs externally directed attention. *Psychophysiology*, 20, 18-20.

*8 Ebert, D., Albert, R., Hammon, G., Strasser, B., May, A.& Merz A. 1996 Eye-blink rates and depression : Is the antidepressant effect of sleep depreivation mediated by the dopamine system, *Neuropsychopharmacology*, 15(4), 332-339.

*9 Vreugdenhil, H.,Brouwers, P., Wolters, P., Bakker, D. & Moss, H., 1997 Spontaneous eye blinking, a measure of dopaminerigc function, in children with acquired immunodeficiency syndrome. *Archives of Pediatrics & Adolescent Medicine*, 151(10), 1025-1032.

（やまだ・ふみお　大阪人間科学大学）

column

【執筆者一覧】

◆第1章◆

第1節・コラム

宇治雅代（うじ・まさよ

熊本大学大学院医学研究科脳免疫統合科学系専攻脳病態学）

第2節　北村俊則（きたむら・としのり

熊本大学大学院医学薬学研究部臨床行動科学分野）

第3節　植木啓文（うえき・ひろふみ

岐阜大学医学部附属病院精神神経科講師）

◆第2章◆

第1節　鹿井典子（しかい・のりこ

熊本大学大学院医学薬学研究部臨床行動科学分野）

第2節　木島伸彦（きじま・のぶひこ　慶應義塾大学日吉心理学研究室）

第3節　丹野義彦（たんの・よしひこ　東京大学大学院総合文化研究科）

第4節　竹内美香（たけうち・みか　自由が丘産能短期大学能率科）

◆第3章◆

第1節　田中奈緒（たなか・なお

熊本大学大学院医学薬学研究部臨床行動科学分野）

第2節　川上憲人（かわむら・のりと　東京大学大学院医学系研究科

精神保健学分野）

第3節　平村英寿（ひらむら・ひでとし

熊本大学大学院医学薬学研究部臨床行動科学分野）

［コラム］

岩田　昇　（いわた・のぼる　広島国際大学心理科学部臨床心理学科）

大坪天平　（おおつぼ・てんぺい　昭和大学附属烏山病院精神科）

吉野相英　（よしの・あいひで　防衛医科大学校精神科）

陳　　孜　（チン・シー　熊本大学大学院医学薬学研究部臨床行動科学分野）

當山国江　（とうやま・くにえ　琉球大学医学部附属病院周産母子センター）

中野有美　（なかの・ゆみ

名古屋市立大学大学院医学研究科精神・認知・行動医学分野）

山田冨美雄（やまだ・ふみお　大阪人間科学大学人間科学部健康心理学科）

◆シリーズ　こころとからだの処方箋◆　⑩

抑うつの現代的諸相

――心理的・社会的側面から科学する――

二〇〇六年十月二十五日　第一版第一刷発行

著　者　北村俊則《きたむらとしのり》ほか
編　者　北村俊則（熊本大学大学院医学薬学研究部臨床行動科学分野教授）

発行者　荒井秀夫
発行所　株式会社ゆまに書房
〒一〇一―〇〇四七
東京都千代田区内神田二―七―六
振　替　〇〇一四〇―六―六三一六〇

印刷・製本　株式会社キャップ
カバーデザイン　芝山雅彦〈スパイス〉

落丁・乱丁本はお取り替え致します
定価はカバー・帯に表示してあります

ISBN4－8433－1822－1　C0311